中医思想文化丛书

本书得到国家中医药管理局"中医文化学"
重点学科、北京市中医药文化研究基地资助

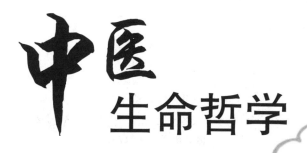

中医生命哲学

张其成　著

中国中医药出版社
·北　京·

图书在版编目（CIP）数据

中医生命哲学/张其成著．—北京：中国中医药出版社，2016.9（2020.7 重印）
（中医思想文化丛书）
ISBN 978 – 7 – 5132 – 3558 – 7

Ⅰ．①中…　Ⅱ．①张…　Ⅲ．①中医学 – 生命哲学 – 文集　Ⅳ．①R2 – 05

中国版本图书馆 CIP 数据核字（2016）第 189178 号

中 国 中 医 药 出 版 社 出 版
北京经济技术开发区科创十三街31号院二区8号楼
邮政编码　100176
传真　010 64405750
保定市中画美凯印刷有限公司印刷
各地新华书店经销

*

开本 710×1000　1/16　印张 12.25　字数 164 千字
2016 年 9 月第 1 版　2020 年 7 月第 4 次印刷
书　号　ISBN 978 – 7 – 5132 – 3558 – 7

*

定价　38.00 元
网址　www.cptcm.com

如有印装质量问题请与本社出版部调换（010 64405510）
版权专有　侵权必究
社长热线　010 64405720
购书热线　010 64065415　010 64065413
微信服务号　zgzyycbs
书店网址　csln. net/qksd/
官方微博　http：//e. weibo. com/cptcm
淘宝天猫网址　http：//zgzyycbs. tmall. com

丛书前言

天佑中华，赐我中医。三皇肇始，五帝开基。千年传承，护佑苍生；世代坚守，保民健康。大医国风，乾坤浩荡！医魂仁心，山高水长！

中医药学是打开中华文明宝库的钥匙，也是中华文化伟大复兴的先行者！

当今时代，中医遇到了天时、地利、人和的最好时机，也遇到了前所未有的挑战与生死存亡的危机。如果我们还不能把握机遇，还不能赢得挑战、战胜危机，那么中医很可能将不复存在！我们这一代人将愧对历史、愧对未来！

如何继承好、发展好、利用好中医药？如何发掘中医药宝库中的精华，发挥中医药的独特优势，推进中医药现代化，推动中医药走向世界？如何在建设健康中国、实现中国梦的伟大征程中谱写新的篇章？这是历史赋予我们的使命，也是未来对我们的期盼。需要中医药行业内以及行业外各界人士一起努力、联合攻关、协同创新。

当然，首先要解决的是中医药学思想文化基础问题，要理清本源，搞清楚中医的世界观、生命观、价值观，搞清楚中医的思维方式，搞清楚中医和中国传统文化（包括人文与科技）的关系。因为就中医的命运而言，从根本上说中医的兴衰是中华传统文化兴衰的缩影，中医的危机是中国传统文化危机的缩影，是否废止中医是"中西文化之争"社会思潮的重要环节……如何发展中医已经不仅仅是中医界本身的事，而是整个思想界、文化界的事，是炎黄子孙及有识之士的使命和担当。

本丛书是我近三十年有关中医思想文化研究的汇总。有的是发表论文的分类汇编，有的是国家级、省部级科研项目的结题成果，有的是研究生论文、博士后论文的修订增补。丛书立足整个思想文化大背景，对中医生命哲学、中医象数思维、中医精神文化、中医阴阳五行、中医与易学、中医与儒释道、中医与古代科技、中医医事文化、中医古籍训诂等问题进行研究与思考。希望能为理清中医思想文化源流、揭开中医文化神秘面纱、展现中医文化独特魅力贡献一份力量！

张其成

2016 年 7 月

编写说明

本书主要由本人学术论文汇编而成，这些学术论文原载于不同的学术期刊、报纸、教材和本人博客之中，时间跨度近30年。集中体现了笔者对中医生命哲学的分析、思考与展望。

本书主要从以下四个方面对"中医生命哲学"进行了论述：

一是中医哲学内涵。指出中医哲学是东方生命哲学的代表，中医哲学研究生命的本源问题。"气"是生命的本质，"气－阴阳－五行"是生命的存在方式，而生命的变化规律体现在阴阳五行的变化生克上，生命的调节就是调气，亦即阴阳调和，"象数思维"则是中医哲学认知生命的方法。

二是生命的本质。运用现代科学熵理论对中医学的气论进行了分析和阐述，认为真气对应于人体大系统及脏腑小系统的总熵，气的运动伴随着正熵的产生，气机出入导致了负熵的摄入，对各脏腑小系统而言，其相互间还存在着熵流交换，熵理论与"气"的关系探讨为中医学"气"的定量化研究提供了一种可能性。"气"既是物质，又是功能，是能量，也是一种信息。经络气的通道，是一个关系结构、关系实在。

三是中医天人观。集中分析和探讨了《黄帝内经》的天人观、天文医学思想、历法医学思想、"气－阴阳－五行"论，指出其以普遍联系、相互制约的观点看待世界及一切事物的"天人合一"整体思维方式。探讨了《周易》循环律的特征及普适意义，认为宇宙万物的运动变化具有循环往复、首尾相衔的特征，表现为"圆"的基本形式，循环律是一种周而复始但又并非绝对回归于出发点的宇宙普适规律。

四是生命的养护。《黄帝内经》提出了"治未病"的思想，养生就是精、气、神并重，气功通过锻炼意识调控精神而达到心灵纯化、心身健康的目的。它以调形（调身）、调息（调气）、调心（调神）为手段，以心灵纯化、心身健康为目的，以真、善、美为最高境界，是养护生命的内求之道，生命在呼吸之间，生命的养护过程也是修心的过程。

在有关"中医生命哲学"论文集的汇编过程中，王者凌博士、钱光胜博士对论文进行分类、遴选、整理，做了大量的工作。在此表示诚挚的感谢！对熊益亮、刘珊、王洪弘、唐禄俊、赵希睿、张徽、程小亚、丁立维等博士生、硕士生在文字转换、校对中付出的劳动一并表示感谢！

张其成

2016 年 7 月

目　录

中医哲学

内涵

中医哲学述论①

摘要： 中医哲学是中医学中的世界观和方法论，重点研究的是思维规律和哲学范畴在中医学中的特殊体现。思维方法包括整体、总象、变易、中和、直觉、虚静、顺势、功用等八种方式。

关键词： 中医哲学；思维规律；中医学

第一部分

中国哲学既是中华民族的精神创造，又是中华民族精神的集中表现，是中华文化的灵魂。早在夏商以前，中国先民们就有了原始宗教信仰、结合农时的天文观测，并产生了对天地万物由来思考的神话传说，这些标志着中国哲学的萌芽。到了商周之际，随着《周易》古经问世，箕子"五行"观念推衍，文王敬天法祖，周公崇德与礼乐政教的树立，中国哲学开始形成。到了春秋战国时代，中国哲学达到了一个震古烁今的高峰，在世界文化"轴心期"时代，诸子百家的哲学绚丽多彩，他们从不同的角度探索"天道"与"人道"，百家争鸣，百花齐放，出现了富有原创性的学术思想，形成了形态各异的哲学体系。历代哲学家、思想家不断探求、不断发展，引领了各自时代的学术思潮：从汉代初年的崇尚黄老之学，到西汉中期的"罢黜百家，独尊儒术"；魏晋玄学大兴；隋唐则佛教盛行；两宋元明，儒家汲取道、佛两家

---

① 原题：《中医哲学基础》导论，原载《医古文知识》2004 年第 3 期。

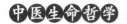

思想，创立新的儒学形态——理学；清代实学兴起，这是各自时代的主导思潮，代表了各时代的总体哲学特色。从南北朝到隋唐五代以降，儒道佛三家并行互动、此消彼长，形成中古时期中国哲学的三大主干。然而，中国哲学的发展是复杂的，每个时代的各家各派哲学思想相互论争、相互促进、相互融合，不断创新，丰富完善了中国哲学的思想体系。

胡适先生说：中国哲学"研究人生切要问题"。冯友兰先生说：中国哲学是"对于人生有系统的反思的思想"。张岱年先生说："中国哲学的所思所议，三分之二都是关于人生问题的。"牟宗三先生说：中国哲学是"对人性活动所及，以及智慧观念的反省说明"。我们认为：与西方哲学相比较，中国哲学偏向于对人生的终极思考，西方哲学偏向于对宇宙的终极思考。因此，我们给中国哲学下这样一个定义：中国哲学是让人们获得终极关怀和精神享受的智慧乐园。中国哲学的主题是"天与人"，即"天道与人道"，通过探讨天人之际，构建"天人之学"，目的则是为人构建精神家园和价值世界。虽然"天与人"的问题本质上与西方哲学的"思维与存在"问题是相通的，但并不等同，也不能被包容。中国哲学家既不是把天抽象为一个纯粹的"存在"，也不是把人抽象为一个纯粹的"思维"，而是把"天"看成"人之天"，把"人"看成"天之人"，天人合一，天人相应，天人一性，天人一体，天人一理，对待天人问题的不同观点构成了中国哲学的各个学派。因此，中国哲学不像西方哲学那样有一条明晰的唯物和唯心的界限，中国哲学家也不能简单地以唯物主义或唯心主义来划分。

与西方哲学相比，中国哲学重视主体性，重视内在道德性，而不太重视客体性；重视智慧，重视觉悟，而不太重视知识；重视修行、体验与内求功夫，而不太重视实证、实测与逻辑分析。中国哲学的人性论、修养论非常丰富，知识论相对薄弱。

中国哲学通过"究天人之际，通古今之变"，力图使人"心安理得"进而"安身立命"。宋代哲学家张载说："为天地立心，为生民立命，为往圣继绝学，为万世开太平。"现代哲学家冯友兰说："阐旧邦以辅新命，极高明而道中庸。"中国哲学的目的不仅仅是锻炼人的理论思维能力，更重要的是丰富提高人的精神境界、心灵觉悟，最终达到"真善美"圆融太和的真实境地。代表中国哲学主体的儒道佛三家，都是一种"人生的学问""生命的学问"，都是通过生命的自觉修养，达到一种超越的精神境界——"天人合一"的境界。儒家偏重于从"道德"入手，重视"伦理"修养，通过"正心诚意""克己复礼""修心养性"的道德修养而达到"内圣外王"的圣人境界；道教则偏重于"生理"的修炼，通过"性命双修""修真炼性"而达到"长生久视"的神仙境界；佛教偏重于从"智慧"入手，重视"心理"的觉悟，通过"戒定慧"的修持而达到"真空妙有"的涅槃境界。儒家追求成圣，道教追求成仙，佛教追求成佛。中国哲学作为中华民族智慧的结晶，作为中华文化的重要组成部分，促成并凝聚了中华民族"自强不息""厚德载物"的伟大精神，促成并凝聚了中华民族深层心理结构和特有的民族意志、民族情感和价值观念。

第二部分

"中医哲学"是以中医学为研究对象的哲学学科，是中医学的思想基础和理论指导。从其学科属性上说，中医哲学既是中国哲学的分支，是中国哲学的重要组成部分，又是科学哲学的分支，是科学技术哲学（医学哲学）的重要组成部分。从其学术内涵来说，中医哲学是中医学的世界观和方法论，是关于中医的哲学反思和超越。

中医哲学运用哲学的观点和方法，研究中医学领域中具有世界观和方法论意义的一般理论问题。它不同于中医学内部各门具体学科的具体内容，它所重点研究的是思维规律和哲学范畴在中医学中的特殊体现。它必须从中医

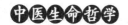

学的实际情况出发，而不是从外部将哲学观点强加给中医学。中医哲学要求在综合考察中医学发展的历史和现状，深入探讨生命活动和疾病过程普遍规律的基础上，对中医学的医学观、天人观、生命观、疾病观、治疗观、方法论等一般理论问题进行探讨。

中医学是在中华传统文化的大背景下产生的，中华传统文化的核心是中国传统哲学，因此从本质上说，中医学是建立在中国传统哲学的基础之上的，这一点可以从中医学采用的理论范畴上得以说明。中医哲学的范畴主要有气、阴阳、五行，这些范畴经过从哲学到医学的演变过程。"气"是中国古代哲学的重要范畴，被中国古代一些哲学家用来说明宇宙的本原、本体。中医学采用"气"的范畴借以说明人体生命的本质、动力。"阴阳"和"五行"由一个实体概念转变为一个哲学范畴后，分别指事物对待统一的属性和五种基本功能属性，"阴阳五行"从《黄帝内经》开始就成为中医学的最基本概念，在中医学理论和临床上得到广泛的运用。不仅如此，随着中医学的发展，"气－阴阳－五行"还成为了中医学的最基本的思维模式。这一思维模式具有功能性、超形态性、互换性、普适性的特点，并被中医学用来说明人体生命的生成与活动、人体生命的功能与结构、病机的产生与变化、医药的诊断与治疗。

在中国传统哲学思想的深刻影响下，在长期的医疗实践中，中医学形成了不同于西医学的思维方式。这一独特的思维方式主要表现为整体思维、意象思维、变易思维、中和思维、自觉思维、虚静思维、顺势思维、功用思维。中医学的整体思维既表现在将人体本身看成一个有机联系的整体，也表现为从人与自然、社会环境的整体联系和相统一中考察人体生理病理过程，并提出相应的治疗养生方法。中医学所要把握的不是机体的器官实体，而是人体作为活的、整体的功能结构关系。中医学的意象思维主要体现在比类取象的思维方法之中，运用比类取象，分析人的生理病理功能结构变化，建立"藏象学说"；对疾病的认识上，将各种病症表现归结为"证象"，建立"辨证论治"理论体系。所谓"藏象""脉象""证象"等，其本质就是"意象"。中医学的变易思维将生命、健康和疾病看作普遍联系和永恒运动变化着的过程，不仅重视疾病的传变转化，而且重视治疗的应变而动。中医学的中和思维强调在观察分析和研究处理生命问题时，注重各种矛盾关系的和谐、协调或平衡，如在疾病的认识上，中医学侧重于"阴阳失调"的关系性因素，提出了以关系失调为核心的病因病机理论；在治疗上，中医学注重的是宏观地调和人的阴阳状态，而不是微观地消除病原体，提出了调和致中的治病、养生学说。中医学的直觉思维又称为"心悟""心法"，在直觉思维过程中，人们的思维能动性被充分发挥，思维潜力得到充分发掘，从而具有逻辑思维无法代替的功能。中医学虚静思维目的是通过"虚"心、"静"神的方法，达到生命的最佳状态，养生的"恬淡虚无"、情志的"清静安和"、诊脉的"虚静为保"、针刺的"无营众物"，都体现了这一思维特征。实践表明，这一方法不仅使人得以延年益寿，而且使人无欲无求、健康快乐。中医学顺势思维表现在顺应自然之趋势及事物的时序变化因素。无论是治则治法，还是养生预防，中医学都强调顺应人体气机之势，顺应正气抗邪之势，顺应脏腑、体质、情欲之势，顺应天时日月盈昃之势，顺应地理差异之势。这种思维方法既考虑了疾病过程中机体的各种反应性，又考虑到了各种内外因素对机体反应性的影响。中医功用思维注重从事物的功能、属性、效用出发考辨分析，从功用上把握人体藏象、从功用上认知病因病机、从功用上调节气血偏颇。这种从整体功能层面探讨生命现象、探讨疾病规律，是有积极意义的。

上述八种思维方法，并不是孤立的、割裂的，而是有密切关系的。如意象思维、功用思维等又具有整体思维的特征，意象思维和直觉思维、虚静思维又有很多相同之处。整体思维、变易思维、中和思维等思维方法体现了辩证思维的特征。可见以上思维方法的区分只是从不同角度、不同层面对中医

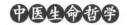

思维进行分类。虽各有侧重但彼此渗透容纳，共同体现于中医学理论与临床体系之中。

中、西医学的本质区别是思维方式的区别，中医思维方式具有重合轻分、重用轻体、重象轻形、重时轻空、重悟轻测、重道轻技的特征；中医思维模型具有符号性、功能性、超形体性、时序性、过程性、模糊性的特性。事实证明，中医思维方式无论是在揭示人体生理、病理现象及其变化发展的规律，还是指导中医预防、诊断和治疗的临床实践，都是有效的、实用的，它使中医学具有整体、动态、灵活、简便等优点。当然，中医学思维方式也不可避免地具有历史局限性，还存在一些缺点和不足。

从哲学角度考察，中西医学在生命观、疾病观和医学观上各有优势。在生命观上，中医的优势主要体现在生命的精神层面、功能层面、整体层面、动态层面，体现在对生命复杂现象的直觉观测、灵性感悟、整体把握上。与之相比，西医则在生命的物质层面、结构层面、个体层面、静态层面，以及对生命现象的知性观测、数理分析、微观把握上占有优势。在疾病观上，中医认为疾病主要原因就是人体气血脏腑功能的失衡，中医的优势体现在未病养生的预防观念、辨"证"求"本"的诊断方法、发掘正气潜能、自稳自组自调节的治疗原则上。西医的优势在于对病因、病理、病位的物质性指标的精确把握，对疾病病灶的定位、定量的准确消除上。在医学观上，西医主要采用生物医学模式，并向生物－心理－社会医学模式转变，而中医从一开始就是一种综合性的、大生态、大生命的医学模式。虽然中西医学都将人的健康当作自己的目的，但如何才能获得健康，却有不同的思维，中医是和合性思维，认为人体功能的动态平衡态、稳态、和合态就是健康，因而治病的根本原则就在于"法于阴阳，和于术数"，亦即采用调节、调和为主的治疗方法，将失衡的状态调节到动态平衡态、阴阳和谐态；西医则主要是对抗性思维，即通过对抗性治疗，杀灭致病因素，从而达到健康状态。同时，应该看到中、西医学又各自有所不足。

中医哲学的目的就在于从哲学层面阐明中医学的思维特征、文化来源、学术内涵，阐明中医学理论与临床的根本思路和基本原则，理清中国哲学与中医学的体用关系，辨明中医学与西医学的思维异同，认清中医学在现代社会的优势和劣势，从而继承并发扬中医学的优势，提高临床疗效，探明中医学未来的发展方向，为中华民族乃至世界人民的健康服务。

中医哲学是东方生命哲学的代表①

——2010 年 12 月 9 日在北京大学高等人文研究院发言

各位前辈，各位同仁，很抱歉我几次都没来，失去了向大家学习的机会。这次我接到这个提纲是五个方面，我想重点就谈一个，中医哲学的内涵，它的研究对象，包括它的核心思想究竟是什么。关于哲学的定义谁都知道，世界观、方法论之类的，但我想中医哲学主要研究的还是一个生命问题。刚才我听陆老（国医大师陆广莘）那一番话我非常受启发，中医哲学说到底就是中医的生命观和方法论。围绕生命观我考虑了一下，至少要解决这五个问题。第一，中医对待生命，生命的本质是什么，这才是我们哲学家所要研究的问题，它的本质、本体、本原究竟是什么，这是第一个问题；第二，中医所说的生命的存在方式是什么；第三，生命的变化规律究竟是什么；第四，生命的调节方式；第五，生命的认知方法。

关于生命的"生"，你看《周易》，易学，它就是生生之道，叫生生之谓易，易学是讲生生的学问，生命的学问。中医是什么？刚才陆老说了，是生生之具，《汉书·艺文志》说得很清楚：方技者，生生之具。一个道，一个具，具就是器具、工具，可以说就是具体的方法，更偏向于操作层面，实际上它是道的一种运用，道和具绝对是不能分离的。也就是说，中医是生生之道的一种具体的体现，具体的实践，陆老刚才这个话非常好。什么是生，现

---

① 原题："中医哲学是东方生命哲学的代表——在北大高等人文研究院发言"，载于张其成博客，2011 年 1 月 3 日，http://blog.sina.com.cn/s/blog_ 4d1a962f0100oiib.html。

在有人在电视上讲，生就是一头牛在大地上吃草，我说这不叫生，这叫死，牛都把草吃了吗？这不叫死了吗？这个字解错了。生是什么？《说文解字》上说："生，进也，像草木生土上。"这个生它上面不是一头牛，而是一棵草，下面一横是大地。什么意思？就是说这棵草从大地上长出来这叫生，所以这就说明什么？这就说明生命是一个过程，那中医讲"生"的本质是什么，我个人认为就一个字——气。

《黄帝内经》上讲："生之本，本于阴阳。"生命的根本是阴阳，那阴阳的根本是什么？就是气，因为阴阳就是气的二分，五行是气的五分，八卦从某种意义上讲就是气的八分，归根到底就是一种气。《黄帝内经·素问·举痛论》说："百病生于气也。"气机失调有多种表现，比如气上、气缓、气消、气下、气收、气泄、气乱、气耗、气结等等，就会产生不同的疾病。所以说"气"是生命的本质，《庄子》说："通天下一气耳。"《黄帝内经》中"气"出现了3000次左右。气，我把它分成六类主要的"气"：第一类叫元气，也叫真气，上古天真论，天真那个真，主要的意思是指先天的真气，当然如果仅限于这个意思，就错了。因为上古天真论开头描写那五句话的前三句话我认为那就是天然纯真的状态，这是"天真"的另外一个意思，这就是"昔在黄帝，生而神灵，弱而能言，幼而徇齐"，这三句是对天真的另外一种诠释，这个问题我就不多讲了。我这里只说它是元气（真气），这个气最重要，它是生命的原动力，这是中医所认识的生命的本原、本质，它和我们道家所认识生命本原本质是一脉相承的，是一回事。这是第一类气。第二类气，叫宗气。就是老百姓说的宗气不足的宗气。先天真气大家都知道，是偏于先天的，宗气则是偏于后天的。第三类气是营气，是运行于血管里面的，起到营养、化生血液的作用，所以叫营气。第四类气叫卫气，是运行于血管外面的，起到保卫肌肤、肌体的作用，所以叫卫气。第五类，我认为是脏腑之气，中医讲五脏六腑，实际上不是仅仅讲五种器官，而是五大功能系统，五大能量系

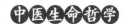

统，也就是五种气。第六类就是经络之气，经络就是气的通道。所以，你把"气"这个生命的本质问题没搞清楚，你就一味去做一些实验研究、科学研究，去研究什么藏象的本质、经络的本质，你能研究出来吗？比如中医讲"左肝右肺"，这实际上是就肝和肺的不同功能说的，肝为阳气主上升，肺为阴气主下降。如果你一味用形体解剖的方法、用科学实验的方法从左边找肝、从右边找肺，你找一万年能找出来吗？所以要先从哲学上搞清楚。

这里我跟大家通报一件事情。常存库教授最近写了一篇文章。力红兄（刘力红教授）不知道看了这篇文章没有？常存库是黑龙江中医药大学的教授，是车里教授的学生，我上次问我们大学的图娅教授，我说你的同学常存库写了一篇文章，非常震撼。她说那是我的师兄，我非常佩服他。常存库的这篇文章，我上次跟陆老也讲了。我把它改了一个题目叫《中医科研的重大失误》转发在我的网站上：www.zhangqicheng.com。这篇文章列举了中医科研的44项国家自然科学基金项目，对这些项目，他分成三类：一类是中医药的学术认识不清，第二类是学术判断不准，第三类是学术设计不通。最后得出一个结论：第一类研究将会被送入"学术的垃圾堆"，第二类研究是"学术杂耍"，第三类研究是"漏洞百出"。他真敢讲。看问题看得很深刻！我看了之后总体感觉是什么呢？就是没有搞清楚中医藏象、经络甚至中药四气五味等的本质是"气"而不是具体的物质。你用研究物质的方法去研究"气"当然要犯错误，而且是低级错误。那么"气"是不是物质？气不是物质，但也不是非物质，气是介于物质和非物质之间，非是非非是。"气"恐怕就是非物质非非物质的东西。"气"就是我们现在讨论的最典型的一种"象"。"象"既是方法论，又是本体论。从本体上说，"象"就是一种气。我几年以前更多是从方法论层面考虑"象"，现在我觉得更应该从本体论层面来讨论"象"。生命的本质这个问题是最需要首先搞清楚的。这可能就是中华民族贡献给世界哲学的最宝贵的财富之一。

第二，生命存在的方式。生命存在的方式是什么？它也是一种气的形态，再细化一些就是气－阴阳－五行，我往中间打了一个连接号，气、阴阳，然后一个连接号五行，这就是气存在的一个模型，这个模型原来我认为是一个思维模型，思维实际上是离不开本体的，思维不能单独抽出来，思维不是和本体割裂的，中医思维实际上是中医对生命的本质及疾病、治疗、药物的本质的一种思维方法，所以我认为这种模型不仅是一个思维模型，而且是一个气的存在问题，是生命的存在方式。尤其这里面的阴阳。阴阳上次我跟陆老请教的时候，陆老就说，阴阳就是一个关系，你不能完全考虑到物质或者功能，它不是二元对立的，它是一种关系实在。中国社科院的罗嘉昌写过一本书《从物质实体到关系实在》，我觉得写得很好，我曾经引用过。气－阴阳－五行，这是生命存在的方式。

第三，生命的变化规律。这个变化规律具体反映在阴阳五行的生克制化上，这个中医上讲得非常多了，比如阴虚、阳虚、阴阳两虚等等这些东西，中医关于生命的变化规律说到底就是阴阳的消长变化规律。这个规律如果把它简单化，完全可以用一种太极图形象表示。注意这张太极图不是我们通常所看到的太极图，那种两个半圆构成的太极图全都是错的，最古老的图的鱼头不是大头，而是小头，最古老的就是对伏羲八卦次序的形象说明，所以是可以量化的。这张太极图上实际上就是生命变化的规律图。那里面不仅有阴阳二气，还有五行、八卦，中医的五脏六腑、奇经八脉、十二正经都可以用那个图进行解释，这就是变化规律。

第四，生命的调节方式。我认为中医的治疗说到底就是在调气，中医通过药物、针灸、推拿、气功、刮痧等等，就是在调气，把阴阳失衡的气、阴阳错乱的气给调正了，调平衡了、调中和了，把阴阳亏损的气给补足了。我想练功的人肯定有体会，修炼内丹后就有体会了。生命的调节方式，如果简单地说，就是调阴阳；生命调节的最终目的或者说最终的状态，我认为就是

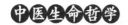

阴阳中和，调节到阴阳中和的状态，这个里面就包括至少有四个层面，第一就是天人的中和，叫天人合一；一个是物心的中和，叫物心合一、物我合一，生命既不是纯物质，也不是纯心灵、精神；一个是形神的中和，叫形神合一；一个是体象的中和，叫体象合一。刚才说了象的问题。刘老师（刘长林教授）经常说"象"是以时间为主导，但是这里面还有空间，是时空合一的，是以时间为主导的时空的合一，是空间——有形实体和时间——动态的现象的合一。天人合一是以天为主，物心的合一是以心为主导，形神的合一是以神为主导，体象合一是以象为主。这是生命的一个调节方式，也是生命的健康的最终极状态。

第五，生命的认知方法。中医的思维方法实际上就是中医认知生命的方法，我们把它叫作"象思维"也是可以的。但是"象"是什么？有三个概念一定要搞清楚，一个是象，一个是意，一个是体。这三个概念是什么关系？"象"有广义的"象"，有狭义的"象"；有上位的"象"，有下位的"象"。我们说的象思维实际上是作为一个广义的概念，一个上位概念，它涵盖了这个"体"和"意"，所以有体象，有意象，但是以意象为主。当然中医的取象思维是离不开数的，我称它为象数思维，这种思维方式毫无疑问是源于《周易》，我的博士论文就是专门研究"象数易学"的。中医还有很多很多的概念，我认为不要拘泥于某一个概念，也不要陷入名相之争当中，认知方法、思维方法不能偏离生命的本质本体。

我带了很多博士生，已经毕业了20个，好多博士生在选题时都选了"气"，我说好，这个很重要，好好做，把气搞清楚了，中医甚至中华文化的根本问题几乎就可以解决了。可他们做了半天，又跑来告诉我说，张老师我能不能换一个题，我说为什么？他说我做不出来，我说好，那你就换吧，好多人都是这样。最后我突然明白，我也做不出来，"气"究竟是什么？我也不知道。气是物质？是功能？是信息？是能量？是物质、能量、信息的三位一体？不知道。现代科学还解释不了，也许还要再过几百年、几千年才能搞清楚。不知道。但是它是实际存在的，所以我对我的研究生说气叫什么不重要，但最重要的是你要从身上体会出来、体会到气的存在、气的运行，一定得体会出来，要练功，这个非常非常重要。当然气是离不开"意"的，离不开"神"的。那个"意"、那个"神"是一个统领，指挥着气的运行。

用另外三个词来说，"精气神"或者叫"形气神"。气必须要用神来统领它的，意象这个意刚才刘老师讲了，跟"神"的关系最为密切，这个东西必须要搞清楚。我在20世纪90年代发表了一篇文章，是跟我四弟、五弟一起写的，我四弟是搞物理学的，跟他一起用普利高津的耗散结构理论来研究气，发现气和复杂系统、耗散结构当中的熵有密切关系，正气就是负熵，邪气就是正熵。后来弄了半天，结果越弄越复杂，我自己都弄糊涂了。但是这个"气"我认为就是我们中医哲学所要研究的主要核心问题，中医哲学要研究中医有关生命的本质，然后接着就是生命的存在方式，生命的变化规律，生命的调节方式，生命的认知方式，就是这些根本的看法、根本的观念，这个可能就是中医最精彩的地方，也是最难搞清楚的地方，我相信我们在座各位大智慧者最终可以把这个秘密揭开，这个秘密一旦揭开了，就像习近平说的就找到了"打开中华文明宝库的钥匙"。从人的生命上入手，然后进一步探讨人跟天的关系、跟地的关系，最终可能就打开了中华文明、中华文化的宝库。我的发言就到这里，向各位请教。

中医哲学研究的问题及其意义①

受中国哲学史学会中医哲学专业委员会筹备组的委托，我想就中医哲学谈两个问题。

第一，中医哲学要研究什么，第二，为什么要研究中医哲学。

中医哲学要研究什么？我个人的看法是中医哲学要研究的当然是中医的本原问题、本质问题、终极问题，因为哲学就是研究终极、本原问题的，就是刨根问底的学问。那么中医学的本原问题、终极问题、本质问题究竟是什么？我想是不是可以分两个方面，一个方面是中医学的认识论和方法论的问题，第二个方面是中医学的本体论和生命观的问题。

研究中医学的认识论和方法论的问题，可以解决为什么中医学理论体系、临床实践是这种样子，而不是西医那种样子？中医为什么要用整体综合的方法，而不是分析还原的方法？就是说为什么中医要用象数、用阴阳五行来构建藏象学说、经络学说、体质学说、病因病机学说、证候学说及药物的四气五味学说、方剂的君臣佐使学说？中医学的这套认识生命的方法究竟有没有意义？按照这种认识方法究竟能不能揭开生命的秘密？这是中医哲学所要研究的重点问题。

中医哲学所要研究的另一个重点问题就是中医的本体论和生命观，中医学研究的对象是人体生命，中医学有一套不同于西方医学的生命学说、生命观，中医生命观问题涉及生命的终极问题、本原问题、本质问题。中医关于生命的一个重要学说就是"气"，中医讲了各种"气"，元气、宗气、营气、

---

① 2007年1月29日在中国社会科学院中国哲学史学会中医哲学专业委员会成立大会上的发言。载于张其成博客，2012年11月28日，http://blog.sina.com.cn/s/blog_ 4d1a962f0102easp.html。

卫气、脏腑之气、经络之气，有药物之气、病邪之气，等等；中医讲气化、气机，讲气的升降出入。五脏六腑是气的系统，经络是气的运行通道，病证是气化、气机失调的反映，中药有四气五味……与"气"密不可分的是精、神，精气神是生命三宝。实际上可以说中医就是将生命分成精气神或者形气神三个层面。"气"是生命的本原，是精和神的中介，介于有形和无形中间，并且更偏向于无形。这三个层面是递进关系。在"形"的层面上，中医最早是讲解剖的，后来更强调功能了，就超越形体了，"形"层面的生命问题是可以用科学解决的，这一点中医比不过西医，中医无疑是处于劣势；在"气"的层面，还有很多现代科学所解释不了的地方，而这一块恰恰是中医的精髓。在"神"的层面包括了"心神""神明"等学说，是无形的，这个层面超越了辨证论治，是辨神论治。扁鹊"望而知之"就是辨神论治。这一部分更是为现代科学所排斥。

这三个层面中，中医最重视"神"，最轻视"形"。这和西医恰恰相反。"气"和"神"究竟能不能用科学来解释？我看很困难。这两个层面的东西用形态学方法做实验，恐怕做一万年也做不出来，也解释不了，比如中医讲"左肝右肺、心上肾下"，你做一万年的实验，能从人的形体上找出来吗？这恰恰是中医的精华，是中医的传统，但几十年甚至上百年来一直在退化。所以中医的生命观和本体论应该是中医哲学研究的重点。

关于第二个问题，为什么要研究中医哲学？也就是中医哲学研究有什么意义？我想也可以从两个方面来说明，一个就是对于中国哲学史的意义，第二个就是对中医学的意义。对中国哲学史研究的意义，刚才方克立先生已经讲得非常好、非常透彻，任继愈先生刚才也谈了，中医本身从某种意义上说就是中国哲学的一个分支、重要组成部分，中医的奠基之作《黄帝内经》同样是中国哲学史的一部重要的经典。

但是长期以来在中国哲学史的研究中对它一直重视不够，现在重新来认

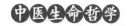

识中医的哲学，肯定能拓展或者加深中国哲学史的研究，因为中医医家从某种意义上来说为中国哲学史提供了一个跟儒释道三家不完全相同的一种哲学形态，比如说儒释道三家哲学偏重于社会政治层面，而中医则偏重于生命科学层面，当然这么说只是相对的，绝对不是说儒释道就不讲生命科学，中医就不讲社会政治。中医在构建生命科学系统时，在伦理道德上建立了一套医德规范，所以说中医是人文和科学相结合的典范，是道和术相结合的典范，是形上与形下相结合的典范，所以对它的研究对我们怎么拓宽、加深中国哲学史的研究肯定有好处的。中医生命观是对儒释道生命观的一种补充，尤其是在异常生命的认识上大大丰富了中国哲学的内涵。再比如说中医认识论、方法论，这个问题研究好了，对认识论、方法论可能是一场革命。现在占主流的哲学家认为，认识的主体和客体应该分开，可是中医认识生命，是内求、内视、内观，是主客体的合一，这种认识方法千百年来证明是有效的，这是不是对我们哲学认识论是一个挑战？

中医哲学应该提高它的地位，医家哲学应该与儒释道三家哲学并列，刚才罗希文先生称儒释道医是中国哲学的四大金刚，这个提法很有意思。我表示赞同。中国哲学如果缺中医这一家，是有重大缺陷的，也是很可惜的。再从另一个角度来看，比如说从"阴阳"这个角度看，儒家偏向于阳，道家偏向于阴，而中医是阴阳不偏，一阴一阳谓之道，中医讲"阴平阳秘，精神乃治"，讲"法于阴阳，和于术数"。他跟中国哲学的源头之———《周易》的思维方式非常吻合，它不偏阴阳，这个大家都知道，中医讲人生病就是阴阳不调，怎么治病？就是调和阴阳；阴阳调和了，病就好了。这种生命哲学其实是非常深刻的，可是现在好多人把它当作一种笑话，这是不对的。我们对中医这一家、对中医这种哲学形态应该加强研究，它对加深、加宽中国哲学的研究肯定都是大有好处的。

中医学是基于生命和人文的医学①

中医究竟是什么？对这个问题的回答不仅涉及中医的属性、定位，更是关系到中医的命运前途，因而不可不辩。

我最近提出《黄帝内经》虽然具有人文科学和自然科学双重属性，但却是"创造了一个以人文科学为主要特征的医学体系"。有人提出了不同意见，认为"中医学不是以人文科学为主"，"重在其自然科学性"（《健康报》2009年3月26日）。

其实用人文科学和自然科学来界定中医都是不准确的。我赞成中医学具有人文科学和自然科学的双重属性，但绝不是说中医是人文科学或自然科学。我文中提的是"《黄帝内经》是一部人文医学著作"，"中医学是人文医学"，并没有说中医学是人文科学。为了避免误解，我特将这个说法修改一下：中医学是基于人文和生命的医学。

关于中医学是基于人文的医学，我在前文中已经做了阐述。这里再强调一点，就是中医学不仅具有强烈的人文关怀、人文精神、人文品格，而且具有丰富的人文内涵，中医用阴阳五行等人文模式构建了自己的医学体系。人文关怀、人文精神、人文品格这是无论中医还是西医都应该具备的，但阴阳五行的人文内涵却是中医所独有的。

中医学是基于生命的医学。当代著名中医学家王永炎院士曾说过："中医是基于生命的医学，西医是基于疾病的医学。"刚被评为首届"国医大师"

---

① 载于张其成博客，2009年4月25日，http：//blog.sina.com.cn/s/blog_ 4d1a962f0100dopb.html。

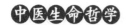

的陆广莘教授曾说过：西医是"找病的医学"，是"努力找病，除恶务净"。我非常赞同这一观点。中医关注人的整体生命，而不是具体的物质结构。中医将人看成形神合一、天人合一的整体，用整体动态思维看待生命的变化，人的健康就是整体生命的和谐，人的疾病就是整体生命的失衡；西医更关注疾病，用还原分析思维看待人的疾病变化，用物理和化学原理来解释病因、病理、病位。中医和西医各有优劣，各自解决了生命不同层面的问题。两者是"和而不同"的，如果抹杀了两者的不同，把中医简单地还原为物质结构，甚至把中医改造成以还原分析为基本方法的自然科学，可能就毁了中医了。

所以我一直不赞成用"科学"这个名词来评价中医，更反对用"科学"来改造中医。我赞同陆广莘教授的观点，他多次说过"中医是非科学"，"医学不是科学"，"医学不能拜倒在科学脚下"。我也多次说过，如果按照严格意义的"科学"定义，中医当然不是"科学"。因为严格意义的"科学"是17世纪牛顿力学之后才有的。这种"科学"必须要符合三项要求，那就是逻辑推理、数学描述、实验验证。它具有客观性、可重复性、精确性、可验证性、可证伪性等特征。试想2000年以前在中国诞生的中医学怎么是这种"科学"呢？

目前我们所要做的不是争论中医是不是"科学"，也不是争论中医和西医谁更优秀，而是要回归医学的目的。医学——无论中医学还是西医学，都是以人类生命的健康为目的的，而医学的这一目的还远远没有实现，是需要长期努力、不断探求的。在探求的过程中，可以采用各种不同的方法，可以用物理的、化学的方法，也可以用阴阳五行的方法，可以用科学的方法，也可以用非科学的方法，甚至哲学、宗教的方法。当然最理想的就是多种方法有机结合起来，从而实现人文与科学的统一、微观和宏观的统一、分析还原与整体思辨的统一，形成一种融合中西医各种医学之所长的新的医学形态。

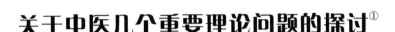

关于中医几个重要理论问题的探讨①

一、关于中医现代化

"现代化"是一个复杂的理论，自从 20 世纪中叶迪尔凯姆、布莱克等人提出"现代化"理论以来，"现代化"的内涵经过了一个发展变化的过程，至今仍有争议，总的来说，"现代化"是一个适应时代变化的革命的过程，包含过程、产物、目标等要素。对于中医现代化问题，各人看法也不相同。笔者无意一一评说。只是对其中科学化的"现代化"观点提出个人看法。王文认为笔者"首先加给中医现代化一个显然错误的界定"，然而这恰恰不是笔者的界定，而是"科学现代化"论者的界定，是笔者评论的对象。不可否认相当多的人将"中医现代化"看成"中医的现代科学化"，笔者正是针对这种观点写了上篇拙文[1]。王先生在没有看懂拙文的情况下，又进一步将笔者误解为是要让中医"必须丢弃自己的特色"。

笔者认为中医科学现代化或现代科学化已陷入了一个两难的"悖论"境地，因为中医的现代科学化与保持中医的特色是难以兼容的，中医不是现代科学，而是传统人文观念与传统科学相混合的产物。要把中医改造成现代科学，则必然以丢弃自己的特色为代价。笔者从来不认为"特色"是一成不变或单一层面的，也从来不认为"特色"就一定是优势。就什么是中医学的"特色"，笔者曾求教于一位前辈中医学家，他不赞成把中医特色简单归纳为

---

① 原题：关于中医几个重要理论问题之我见，原载《中国医药学报》2000 年第 1 期。

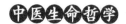

"整体观、辨证论治",而认为"中医的特色体现在中国传统文化上",笔者理解中医的特色就是中国传统文化的特有的思维方式。无论是藏象经络理论还是辨证论治理论,都是这种思维方式的体现。这种思维方式与现代自然科学思维方式是不尽相同的。而要把中医现代科学化,如果不丢弃中医固有的思维方式——"特色",那是无法实现的。

笔者指出另一个困难境地是,如果不现代科学化在现代科学技术面前又难以保持自己的特色。因为以现代科学作为标尺,中医不能数学描述、不能实验验证,因而是不科学的。笔者指出这一点绝非是要中医丢弃自己的特色,恰恰相反,而是要提醒人们:现代科学究竟是不是衡量真理的唯一的标尺?中医作为一种存在了几千年的科学文化体系,是不是还必须要现代科学、现代医学来承认、来验证?中医治疗疾病的疗效是不是最终还必须要由小白鼠来点头?

至于王文说的中医现代化定义,就是要剥离出中医的"科学性与非科学性内涵","对中医特色进行现代化研究,使中医学逐渐由封闭走向开放……"这种"现代化"的意图是美好的,也是笔者所愿看到的,然而却是一种理想化的空谈。众所周知,气-阴阳-五行是中医的哲学思维观念,就是王先生所谓的"非科学内涵",应该剥离出来并加以舍弃,然而中医学的藏象、经络、诊断、辨证等等哪一样离得开这一哲学思维方式?真不知该如何剥离开来?如果真的剥离开来并加以舍弃,那一定不是中医了。而留下的"科学内涵"是不是就能发展出一种不同于现代西医学的新的医学体系呢?如果不能,那又何必拿中医开刀,直接去发展西医不就得了?

二、关于中医学的发展

1. 中医发展三大派

一位著名中医理论家日前就中医学发展情况说,在这个问题上有三派:

修补派、解构派、改造派（其中"改造派"的名称为笔者所改）。所谓修补派就是在中医传统思维方式、传统理论体系的基础上对其不足进行修补；所谓解构派即"剥离"派，就是对中医学的科学、哲学、巫术、人文混合结构进行剥离，留下科学内涵，剔除非科学内涵；所谓改造派就是用现代科学技术来改造中医，以实现中医的现代科学化。如果没有理解错的话，王先生似属于解构派；而前文所称的中医"科学现代化"论者则属于改造派；笔者自当划入修补派。

对于改造派，笔者指出了其"悖论"处境；对于解构派，笔者认为难以实现。实际上这两派在结果上可能是一致的，那就是特色中医的消失。笔者坚持修补派的立场，即中医学基本思维方式保持不变，但需要借鉴多学科（包括现代科学）的方法和理论对它的不足进行修补。在中医学的思维方式中，天道与人道合一、人文与科学（指传统科学）合一，因此笔者认为中医学"包含有特定的人文内涵，不应剥离（实际上也无法剥离），而应从人体功能学、疾病状态学上去充实修正，完善中医学概念和理论"，王文以为"这种说法自相矛盾，因为人体功能、疾病状态本质上不属于人文内涵，而属于生物医学范畴"，这是王先生不了解人文－文化的内涵所致，笔者所说的"人文"即指"文化"，而不是指 humanitas，"文化"就广义而言指人类物质和精神生产的能力、过程及其全部产品，就狭义而言则专指精神生产能力和产品，包括一切社会意识形态。思维方式和价值观念是文化的核心。笔者所谓的"人体功能学""疾病状态学"是就中医的思维方式而言的（而绝不等于"人体功能""疾病状态"），可以说从人体功能、疾病状态出发把握生命的规律，正是中医的传统思维方式的集中体现，正是中医学的文化内核。有位中医学家说从古代流传下来的名方看，几乎都是不治"病"的，而是调整人体疾病状态、功能状态的。这或许就是人们所说的"中医是看病的人而不是看人的病""中医是看证，西医是看病"吧？这里所谓的"病"是指微观

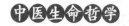

的病理变化，往往反映在生理、生化等量化指标上；而"证"则是指人体宏观的疾病状态，往往反映在外在的表象和病人的感受上。看"证"和看"病"体现了中西医两种文化特征，当然两者的终极目的都是一样的，因此或许可以说中医是通过看"证"而达到看"病"的目的，西医是通过看"病"而达到看"证"的目的。试问这种作为文化核心的思维方式如何从中医中剥离出来？

此外从"文化"的另一个层面看，"文化"是与"自然"对称的。须知人并不只有自然属性，还有文化属性、社会属性。作为人体生命科学的医学，也不能只从自然科学出发而不顾人文社会科学，不能只研究其自然属性而抛开其文化属性。从这一点上说也不必去剥离中医的文化内涵，当然要修正旧有的文化社会内涵而赋予其符合时代发展的社会文化内涵。这难道不也是中医现代化的一个内容吗？

笔者此意绝非如王文所说是要把"中医研究拉向非医学化的人文哲学空谈，或者拉入纯功能的玄学假说"，因为人文哲学不可能替代医学，笔者只是提醒中医研究者除了现代科学的方法外还有人文科学的方法，人除了自然属性外还有文化属性，从而不要犯了唯科学主义的错误。笔者自知，修补派因其文化守成性，恐怕难以得到主流的认同及官方课题的资助，然而该派相信，中医作为一种独特的文化样态在后现代多元文化中还将会有一席之地；中医作为一种特有的医学体系，在临床疗效的验证中还会顽强地生存下去。当然中医思维方式还有不少缺陷（如同西医一样），这就需要修补发展。

2. 中医发展研究的方法

笔者一贯主张以人文与科学相结合的方法来研究中医，因为纯科学与纯人文的方法都不足以揭示中医学的本质，也不足以揭示人的本质。笔者多次撰文表明这一观点，其中尤其强调借鉴非线性科学的方法及现代西方科学哲学的成果。然而王文却将笔者打入"极力主张与现代医学方法绝缘"的反科学之列，实为无稽之论。

事实上中医发展的三派，都可以而且应该采用自然科学、人文社会科学、哲学等多种研究方法，问题的关键不在于采用什么方法，而在于要达到什么样的目的。如果抱着改造或变相改造的目的而采用现代科学的方法，那是笔者所不敢苟同的。

3. 保持"特色"与发扬"优势"

如上所述，所谓保持中医的特色乃是指保持中医的思维方式，然而中医思维方式有优势也有劣势、有长处也有缺点。因而目前中医发展的主要问题应当是找出自己的优势，保持并发扬这些优势，有优势的特色才是有生命力的。中医的优势在哪里？笔者从医学哲学的角度谈了一些不成熟的看法：在生命观上，中医的优势主要体现在生命的精神层面、功能层面、整体层面、动态层面，体现在对生命复杂现象的直觉观测、灵性感知、整体把握上；在疾病观上，则体现在未病养生的预防观念、动态整体的诊断方法、激发潜能、自我调节的治疗原则上[1]；在临床治疗上，中医对代谢性、免疫性、功能性疾病及多组织、多系统、多靶点疾病、对某些疾病的特定过程、对调整亚健康状态、养生摄生、防老抗衰等领域，都有一定的优势。对此，王文不以为然，以为治疗精神病、心理病倒是西医的优势，这又是误解笔者"精神层面"的内涵造成的，所谓"精神层面"是相对"物质层面"而言的，包括人的文化精神、价值精神等。当然以上说法并不是说西医在这些领域就毫无优势可言，实际上有不少领域是交叉的。同时也要看到中医还存在不少思维的劣势。对这个问题的研究还有待有关专家参与。

笔者认为目前中医的发展，在保持自己基本思维方式基础上，不必全面开花，更不必处处与西医相抗衡，而应该研究并发扬自己的优势，自己的短处和劣势则借鉴西医来修补，最终使自己的思维方式获得转型与升华。笔者

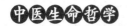
并非泥古不化的保守主义者，笔者认为中医的发展可以借鉴一百多年前"中体西用"的做法，从现代科学、现代医学中吸取营养。笔者相信，未来的医学在多元并存的同时，最终会产生一种中西互补的医学，目前提倡的"中西医结合"应该是中西医思维方式的优势互补，然而如何达到这个目标，还要做艰苦而漫长的探索[2]。

三、关于"线性"与"非线性"

王先生认为拙文所说的"线性是指量与量的正比关系，用直角坐标形象地画出来是根直线"是错误的。在此，我想再重申一下"线性"与"非线性"的权威定义[3]。从数学上看，线性就是指量与量之间的正比关系，形象地画出来就是一条直线，在线性系统中，部分之和等于整体，描述线性方程遵从叠加原理；非线性指整体不等于部分之和，叠加原理失效，非线性方程的两个解之和不再是方程的解。从物理学上看，线性现象一般表现为时空中的平滑运动，非线性现象则表现为从规则运动向不规则运动的转化和跃变；线性系统对外界的影响往往成比例变化，其系统参量微小变动的响应平缓、光滑，非线性系统则表现为出现与外界激励有本质区别的行为，其系统参量的极微小变化在一些关节点上可以引起系统运动形式的定性改变；线性行为表现为色散引起的波包弥散、结构的消失，非线性作用却可以促使空间规整性结构的形成和维持。

笔者之所以要引入"非线性"的概念，是因为其一考察生命现象，非线性的方法可能是具有根本意义的方法，其二非线性科学的一些原理与中医学的一些原理有一定的相通之处，可能会使中医学的认识和研究发生根本性的改观。当然笔者绝不是说西医就是线性科学，中医则是非线性科学，实际上西医已开始注意对生命现象的非线性科学研究，如已有人用非线性电路模拟心脏搏动，在生理实验和数学模型研究中已有人开始注意与混沌运动的联系，尤其在各种心律不齐、房室传导障碍、心室纤维颤动、癫痫病患者与正常人的脑电波变化等研究领域，已取得一定的成果。而中医在这一研究方面还很薄弱，虽然中医的气学说、混沌学、中医阴阳五行的理论模型、整体功能调节的治疗模式与非线性科学的系统性、自相似性、自组织性原理有一定的对应相通之处，然而中医学绝不是非线性科学（当然也不是现代意义的线性科学），比附是没有出路的，重要的是要引入方法。

四、关于"关系实在"与"物质实体"

笔者曾多次提出中医学的"气""阴阳""五行""藏象""经络""证候"等基本概念，不是单纯的科学概念（更不是近代实验科学概念），还包含有特定的哲学文化内涵，从本质上说中医学的这些概念是"关系实在"，而不是"物质实体"。王文说"中医基本概念，其实都具有多层次的内涵和多元的实质"，这正是笔者一贯坚持的观点，然而王文却否定了从"关系实在"角度去认识中医学概念。如王文说，"阴阳"可以是"关系实在"，"但你不能否定它也可能表示同一事物的两种属性或运动状态"，由此可见，王先生对"关系实在"一词并不清楚。

所谓"关系实在"是一种存有论的主张，它虽强调关系即实在，实在即关系，但它并不反对客观实在，而恰恰是对客观实在的深化，是阐述现象的结构的模式，现象、实在和存有被限定在一组本质上不可分离的关系结构中[4]。因此关系实在包含了客观实在、现象实在，当然也包括了功能、属性的实在。笔者曾多次提出中医学概念的功能性，可以说中医学概念是关系实在、功能实在，而不是与之相对的"物质实体"。值得指出的是，说中医概念不是物质实体，并不是说中医概念没有物质基础。笔者通过对"气""阴阳""五行""藏象"几个概念形成发展史的研究，发现它们都经过了一个从物质实体到关系、功能实在的提升过程。在后世的运用中，有的还保留了物质性特

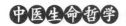

征，如"五脏"的内涵中有的功能即是对物质结构的脏器实体功能的描述。然而如拿着物质形态结构的标尺去衡量这些概念时，则不难发现还有很多问题无法解决，如"左肝右肺"、心主神明、肺主宣发又主肃降、心与小肠相表里、肺与大肠相表里等等。显然中医的五脏不是实体结构意义上的五种脏器，但在人体生命活动中又是客观存在——"实在"的，它可能是多脏器、多组织相互关系作用下的功能状态组合体。

所谓"物质实体"，是指物质本身就是一种独立的、与精神有绝对差别的实体。王文说"物质"除了包括"实体"，还包括"实体"的对象性存在，这恰恰违背了科学哲学的一般界定，科学哲学认为"实体"概念大于"物质"概念，它不仅包括"物质实体"，还包括"精神实体"。至于对"物质"的"勾销"乃是现代西方科学与哲学"物质非物质化"的结果。王文将它看成"唯心主义玄学"，是不明白现代西方科学哲学的一般常识造成的。须知许多反对"物质实体"而主张"关系实在"的西方科学家、哲学家恰恰是唯物论者。一位该问题研究专家说："重新引入实体和重新构造所谓物质的本体论定义，是与当代科学和哲学发展基本趋势背道而驰的[4]。"

笔者之所以要介绍和借用从物质实体到关系实在的基本趋势和基本理论，并不是"赶时髦"或从西方"只言片语"中找什么证据，而是要提醒中医研究的学者，当我们还在埋头寻找中医的"物质实体"的时候，西方人已经在"勾销物质"，关注关系实在、客观实在；如同我们还在迷恋线性科学方法的时候，西方已经高度重视非线性科学方法了。而作为我国古代思想的传载者之一，中医学中已经有了关系实在的思维倾向。"与西方式的实体思维和实体逻辑相反，东方特别是中国古代就形成了以关系即事物的相关性和相对性为中心的思想方法[4]。"中医的藏象、经络等基本理论正是人体内脏器、组织等"事物"的相关性、相对性组合的产物，由此可见它们是有一定物质性基础的，但如果将这种作为客观实在、关系功能实在的中医学概念与作为物质实体的西医学概念做对应研究、等同式研究，那是难以成功的。王文说现在已经没有人将中医的藏象看成西医的脏器了，诚然在理论上人们都知道两者的差别，可是在操作过程中却往往无法回避、无法把握，试问要寻找藏象、经络的物质基础，如果抛开解剖学上的具体器官、抛开各种生理生化指标，那还怎么研究？而器官组织、生化指标，往往又无法说明中医的藏象、经络。道理很简单，中医的藏象、经络理论本来就不是通过微观分析方法构建起来的，现在却要用微观物质分析的方法进行还原，这种做法似乎陷入了方法论的误区。再说，藏象、经络中的文化哲学内涵又怎么能用实验的方法找出它的物质基础？

综上可见，王先生与笔者的论争，大多是因为对概念术语的理解不同引起的，笔者期待着各位专家在学术观点上给笔者以批评指正。

参考文献

［1］张其成．中医现代化悖论［J］．中国医药学报，1999，（1）：4.

［2］张其成．模型与原型：中西医的本质区别［J］．医学与哲学，1999，（12）：27.

［3］宋健．现代科学技术基础知识［M］．北京：科学出版社，1994.

［4］罗嘉昌．从物质实体到关系实在［M］．北京：中国社会科学出版社，1996.

生命的本质

中医学的"气"与熵再探[①]

摘要：运用现代科学熵理论对中医学中的"气"进行了阐述。认为真气对应于人体大系统及脏腑小系统的总熵，气的运动伴随着正熵的产生，气机出入导致了负熵的摄入，对各脏腑小系统而言，其相互间还存在着熵流交换。熵理论与"气"的关系探讨为中医学"气"的定量化研究提供了一种可能性。

关键词：气；熵；系统

在人体系统中，气是物质、能量、信息三个量综合运动的概括，它通过经络输布全身，以维持人体的有序运动，由此衍生出多样的功能。中医学将"气"升华到了与生命互为转语的重要高度，"气"是生命的本质。中医在对"气"的认识方法上，体现了取象运数的特点，"即将动态属性、功能关系、行为方式相同相近或相互感应的'象'归为同类，按照这个原则可以类推世界万物"；"运数之'数'实质上就是'象'，它并不偏向定量，而是偏向于定性"[1]，反映到对"气"的认识中，把握住了"气"的整体、宏观、动态特性，却流于泛化芜杂，缺乏量的标准。为此，我们试从现代科学熵理论出发，探讨"气"的合理内核，揭示其科学的、可供量化的属性。

一、熵理论概述

熵理论中，一个开放系统的熵变 dS 可以表示为：dS = deS + diS。公式

---

①　原载《北京中医药大学学报》1997 年第 5 期。

中 diS 为系统内部的熵产生，其值恒为正；deS 为外部系统的熵输入，可为正、负或零。当 deS 为负且绝对值大于 diS 时，dS 小于零，意味着系统向有序发展。

熵产生率对应于化学反应、热传导、扩散及黏滞等各种不可逆过程的两个因子之乘积，记作 $diS/dt = \sum J_p X_p$。这里 J_p 是"流"，或速率，X_p 为力。

爱因斯坦概括熵理论在科学中的地位为："熵理论，对于整个科学来说是第一法则。"自 1854 年克劳修斯为表述热力学第二定律而引入"熵"的概念后，人们就一直试图用它来解释生命现象。直至各新兴学科相继涌现，生命科学研究步入了新的阶段，并得到共识：理解生命本质的关键是熵[2]。

二、人体大系统中的气与熵流

《黄帝内经》把先秦哲学的气论思想应用到中医学，开启了生命以"气"为核心的建构。"气"的思想相继分别对应于人体的结构和生命活动规律，疾病的病因、病机，药物的性能，针灸的行针候气、迎随补泻等，这表明了气在人体系统中复杂的信息和调控过程。气机变化、气化现象等也体现了系统的反馈联系。我们曾从熵理论的角度，对中医传统的精、气、神概念做了探讨，认为气机的升降出入运动是熵流代谢过程，气机调畅意味着人体处于低熵有序的健康状态；精是标志着人体有序程度的序参数；神是人体脏腑信息在体表的有序映射[3]。同时也注意到"气"本身具有可供量化的特性。传统所谓气的虚实、补益、调理等提法就隐含了量的意义。气是信息的载体，并有传递、保存、交换的性能，信息也可给以量的规定。从熵理论发展而来的信息论指明"信息就是负熵[2]"。因此以熵理论解释气的结构生理是必要的。

中医学在把"气"作为一种理论思辨工具的同时，又提供了一个具有生命物质基础的、理想化、纯化了的气模型，它可划分为三个层次：最高层次是真气，第二层次是宗气、营气、卫气，第三层次是脏气、腑气、经络之气、骨气、筋气等[4]。其中真气（即元气，这里作为维持人体生命活动的一种具体物质，而非物质的普遍概念）是人体大系统中气结构的核心，生命盛衰的总根源。人体系统通过真气的调控作用维持人体内部及内外环境阴阳的平衡。真气在这个意义上，与衡量人体系统有序度的总熵有着等价性，代表了系统的整体的宏观行为。真气积于胸中、营于脉中、流于脉外、布于脏腑、达于经络而不断运动变化，发挥不同的功能，对核心外层、"分一为六别"（《灵枢·决气》杨上善注释）的精、气、津、液、血、脉，也有化生、资助、协调的作用。

"贯心脉而司呼吸"，统领呼吸、心跳、脉搏等为其外征的宗气，最明显的特点是对气的运行予以推动或激发其推动的功能（汇聚诸气亦为推动方式之一），同时也促使体内的物质转化、能量转化、信息传递等。这表明宗气是保持人体系统非平衡约束的驱动力，而精、气、津、液、血、脉等为与不可逆性相联系的"流"，它们的不可逆运动产生了体内的正熵。

因此，必须有一种负熵摄入机制来抑制这种趋于混乱、走向无序的熵增过程。对应于耗散结构论的认识，即使最微不足道的生命有机体，也要靠制造整个环境的大混乱（熵增加）来维持它自身的秩序[2]。人体是非平衡态系统，在人体系统与体外大环境之间，气的出入是建立这种机制的宏观行为和主要表现之一。《素问·六节藏象论》"天食人以五气，地食人以五味……气和而生，津液相成，神乃自生"，《灵枢·刺节真邪》"真气者，所受于天与谷气并而充身者也"，等等，就分别表明了五气、五味等多种生命物质及信息通过气的出入而补充人体真气损耗，使人体总熵值不致增大，从而保证了生命活动的有序。

总辖气之升降出入的枢纽为"气机"，气机的升降出入运动正常，"气机调畅"，此时机体通过内外出入的交换运动推动体内的升降代谢，人体处于低

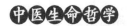

熵有序的状态，表现为脏腑经络各种生理功能活动的正常、协调。若"气机失调"，人体将因局部熵增而导致病变，并如《景岳全书》所谓："盖气有不调之处，即病本所在之处也。"若延至升降出入功能丧失，以致"出入废""升降息"（《素问·六微旨大论》），人体就会由远离平衡态走向具有最大熵值的死亡状态。当然这只是机制转化的一个轮廓，许多细节问题可以继续深入探讨。

熵理论还指出，从外界摄入的熵 deS 可为负亦可为正。如果 deS 为正，将给人体造成不利影响，导致外界正熵流的进入，成为六淫邪气、疫疠之气多种致病因子。《素问·遗篇·刺法论》所指出的"正气存内，邪不可干"，即为人体发病过程中，机体内的负熵与外界正熵之间对比、对抗的辩证关系。情志过极，机体内的负熵消耗过大，也可致病。但病有外感、内伤，病理变化错综复杂，气之为病则一，根据《黄帝内经》"百病皆生于气"的发病观，其基本病理机转都可归结为真气，亦即人体总熵的反常变化。

三、脏腑小系统中的气与熵流

中医学将人体的五脏六腑作为一个个既相互独立又相互依赖的小系统来考虑，相应地有五脏诸气和六腑诸气。脏腑系统的建立使人体气结构更加丰富多样化，这也符合熵理论原理。

五脏之气和六腑之气均源于真气，因此它们分别表示了各自系统的总熵。但该总熵值的大小并不是恒定的，它随着机体生理活动的生长化收藏变化而呈现出相应的周期性节律变动，受到时间的制约。据王玉川先生《运气探秘》所载，古代五行休王学说是采用"休""王""相""死""囚"作为五行精气量变的代号，并配属于各脏腑，形成一日或一昼夜、一旬、一年三类节律周期[5]。如年周期节律，以肝脏系统为例，肝之总熵值在春季"王"而最小，夏季"休"而开始逐渐上升，长夏"囚"时熵值更高，至秋季"死"

时总熵达到最大，此时肝脏系统的有序度最小，活动量亦降至最低值，冬季"相"时熵又开始逐渐减小，有序度渐次增加。由此按昼夜、旬的五行分布，可以类推各系统熵值变化的年、旬、昼夜节律周期。此外，还可以按《素问·诊要经终论》中人气随四时之气而旺于相应脏腑、《素问·气交变大论》等所指出的岁运变动更替，以脏脏系统的总熵变化来描述、对照，探讨其共同的规律性。

脏腑之气是各脏腑功能活动的物质基础，人体各脏腑功能不同，脏腑系统为了实施其功能，必须消耗负熵，这符合薛定锷提出的"生命以负熵为食"的命题[2]。如肝主疏散、藏血，人体气机在肝脏的促进下保持流畅，气血又流入肝内贮藏，这一不可逆过程导致了肝脏系统中正熵的产生，因此须有外界负熵的补充，才能维持系统的有序。

人体内每一脏腑系统都构成了一个开放体系，它既可与其他系统交换物质能量，同时也直接与外界沟通。相对于一个脏腑系统来说，外界的熵流可以来自体外的自然界，也可以来自体内其他小系统。

自然界向人体提供的负熵流包括先天精气、脾胃化生的水谷精气及肺吸入的精气，它们各自所作用的系统不同。喻嘉言《医门法律·先哲格言》将脏腑之气分为三部："上者所受于天，以通呼吸者也；中者生于水谷，以养营卫者也；下者气化于精，藏于命门，以为三焦之根本者也。"三者中人体从食物摄入的负熵是最主要的。食分五味，其中酸主要为肝脏系统提供负熵，苦主要为心脏系统提供负熵，甘主要为脾脏系统提供负熵，辛主要为肺脏系统提供负熵，咸主要为肾脏系统提供负熵。自然界对系统熵流的输送也与四时有关，春季肝脏系统摄入的负熵最多，夏季心脏系统摄入的负熵最多，长夏季脾脏系统摄入的负熵最多，秋季肺脏系统摄入的负熵最多，冬季肾脏系统摄入的负熵最多。

脏腑之气遵循着五行"生克制化"的规律，各脏腑小系统之间随之也根

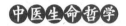

据五行生克关系而不断发生着熵流交换。《素问·经脉别论》中"饮入于胃，游溢精气，上输于脾，脾气散精，上归于肺"，即描述了一个由脾胃系统向肺脏系统输送负熵的过程。《素问·五脏生成》"心……其主肾也""肺……其主心也""脾……其主肝也""肾……其主脾也"，说明心脏系统的总熵与肾脏系统熵的大小密切相关，肺脏系统的总熵受心脏系统熵的制约，等等。这种熵流交换保证了系统间的有序。比如心脏系统的熵较小而肾脏系统的熵较大时，肾脏将向心脏输送正熵，而心脏向肾脏输送负熵，彼此间发挥制约与资生的相互作用。但如果不同系统间熵值差别过大，超过了维持系统有序的"度"，则系统的状态将发生突变，熵流交换不能正常进行，其中熵小的系统不仅不向熵大的系统输送负熵，反而输送正熵，使熵大的系统无序度更大，导致脏腑功能活动进一步紊乱而发病。其中"度"的衡量和系统突变的原理，可以从协同学非平衡态相变的观点进行研究，引入序参数、控制参数的概念。因为序参数标志着系统的有序程度，控制参数就是控制着系统的状态的决定因素，随着控制参数的变化，序参数有一系列突变[6]。我们也曾初步提出人体的序参数为肾精，负熵的输入，即气的出入为控制参量的看法[3]。

熵理论中系统的总熵总是趋于不断增大的。在人体大系统及脏腑小系统中，代表总熵的真气（五脏之气、六腑之气等均导源于真气），其消耗也是绝对的，《灵枢·天年》描述了人体生长壮老已的不可逆过程，因此人体大系统的熵也总是趋于增加。真气的消耗如果超过了外界水谷精微、呼吸精气等提供的负熵所能补偿的限度，系统中同步出现正熵的积累，并反映于生命机能的变化以至于最终虚衰涸竭。这个过程由小的突变到渐变到大的突变逐步发展，整体上是不可逆的，但可以通过少年时积累高品位的熵，以求达到最高层次的有序，中年时熵值开始增大则加强健壮期的有序化，老年时延缓活化衰退以抗无序等，从而在顺应中推迟其过程的最终演变。

由上述可知，熵涵括了气的功能性与物质性，现代科学的熵理论可以很好地阐述中医学的气论。以上只就人体大系统与脏腑小系统中气与熵的关系进行了探讨，这种熵分析方法同样可用于对经络系统、营卫系统等气的研究。因为熵的大小是可以具体测量、计算的，这就为中医学"气"的定量化分析提供了一种可能性。

参考文献

[1] 张其成. 论中医思维及其走向 [J]. 中国中医基础医学杂志，1996，2
    （4）：10.

[2] 王维. 熵与交叉科学 [M]. 北京：气象出版社，1988.

[3] 李梢，李标. 中医"精气神"与熵理论 [J]. 山西中医，1992，8
    （4）：6 - 8.

[4] 李心机. 中医学气论诊释 [J]. 中国医药学报，1995，10（5）：20 - 21.

[5] 王玉川. 运气探秘 [M]. 北京：华夏出版社，1993.

[6] 李福利. 协同学与中医学 [J]. 中国医药学报，1988，3（4）：32 - 33.

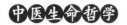

人身的"六气""四用"①

　　繁体的"气"字下面也有一个"米"字,"米"字就是一种物质,一种精微的物质,这说明"气"也是一种精微物质。"气"字在甲骨文里面,实际上就写成三横,分别代表云气、雾气、露气,看得见但又不是很清楚的一种状态,叫气态。后来"气"渐渐地越来越抽象,慢慢变成了一种无形的东西。所以"气"实际上是介于"精"和"神"之间的一个状态,是介于有形和无形之间的东西。

　　关于"气"是什么的说法还有很多。有人说"气"是构成生命的最小的、最原始的一种物质;有人说"气"不是一种物质,"气"是一种功能……我们现在通行的说法是:"气"是维持我们生命活力的一种精微的物质。"气"既是维持人的生命活力的物质,又是人体各脏腑器官活动的能力。既是物质,又是功能。将《黄帝内经》关于"气"的论述做一归纳,"气"分6类。

　　第一类叫元气,这个"元"又写作"原",道家一般写作"元"。元气来源先天,是从父母那里继承而来的"气",是生命的原发性的"气"。在《黄帝内经》也叫真气,即《素问·上古天真论》里面所说的"真",是真阳之气。"天真"说的就是先天的真气、真人之气。真气主要来源于肾脏,肾脏藏元精,元精化真气。道家称它为"先天之气",也写作"炁"。从字形上看,"炁"字底下有四点,表示火在下燃烧,这种"火"是生命的原动力。

---

① 原载于《东方早报》2015年4月11日。

第二类叫宗气，主要来源于后天呼吸，是呼吸之气，所以是一种心肺之气。肺主管呼吸，主管一身之气。宗气不足则稍微活动一下就气喘吁吁，上气不接下气。"宗"，相当于祖宗，也是一个根本，但是不如元气更根本。宗气主要聚于胸中，通过呼吸，先灌入于心肺，然后流遍全身。胸中膻中穴，在丹功修炼中此穴又叫"气海"，为集"气"之海，是积聚宗气的地方。

第三类叫营气，主要在血脉里面。营气起营养作用，是一种营养血液、化生血液之气。

第四类叫卫气，流行于血脉以外，是身体的一个守卫员，起保卫机体、抵御外邪的作用。

第五类叫脏腑之气。中医讲五大功能系统——五脏，我认为五脏就是五种"气"，是五大"气"系统。当然五脏六腑也有形体，但是又高于形体，是五大功能系统、五大能量系统，即五行——木火土金水，就是五类"气"。

第六类是经络之气。经络是"气"的通道，是"气"走的路线。在我看来，整个经络都是"气"，都是"气化"。经络也是"气"系统，比如说十二经络分出十二个"气"系统，每个"气"系统又包括了互相联系在一起的脏腑、皮部、经筋、官窍和相对应的功能，以及各种所属的病症等等，都是"气"。

"气"有四大作用：

第一大作用是推动作用。"气"可推动经气的运行、血液的循环，以及津液的生成、输布和排泄，促进人体生长发育，激发各脏腑组织器官的功能活动。

第二大作用是固摄作用。"气"可保持脏腑器官位置的相对稳定；可统摄血液防止其溢于脉外；控制和调节汗液、尿液、唾液的分泌和排泄，防止流失；固藏精液以防遗精滑泄。推动和固摄要连起来看，"气"不仅推动血，而且能把它固定住，使它不乱走。比如说女子崩漏，收不住了，中医上叫脾

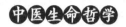

不统血，脾气不足了，血乱跑了。"气"的固摄还把内脏固定住，有的胃下垂，就是"气"虚，不能把胃固定住，掉下来了。

第三大作用是温煦的作用。"气"维持并调节着人体的正常体温，"气"走的地方是温暖的，如果没有"气"的地方就冰凉了。比如身体某处冷，可能就会痛了。通则不痛，痛则不通，痛了说明这个气不通，气通了，就不痛了。一个人阳气足，就是温热的，如果没"气"了，人死了，就一具僵尸，冰凉冰凉的。

第四个作用是防御的作用。"气"具有抵御邪气的作用。既可以护卫肌表，防止外邪入侵，又可以与入侵的邪气作斗争，把邪气驱除出去。除了口鼻，我们身上都有毛孔，这个毛孔叫气门，"气"的大门。外界有清气也有浊气，浊气侵入人体的话，就会生病，而我们体内有一种气，这个气把外气挡住，起到一个防御的作用，这个气叫卫气，是起防御作用的"气"。

人身三宝精气神[①]

"健康中国"的国家战略目标就是建设一个全民健康、全民享有基本医疗保健的中国。若要小康，先要健康；健康护小康，小康看健康。

什么才是健康？世界卫生组织（WHO）给出了四个层面的答案，即身体健康、心理健康、社会适应良好、道德健康。又有人加上了智力健康、环境健康等。按照中国传统说法，人身健康不外乎身、心、灵三个层面，这三个层面基本上对应人身精、气、神三大要素。

中国人将这三大要素称为人身三宝。"精气神"由"形气神"演变而来。《淮南子》第一次将生命分为"形气神"三要素：形是生命的载体，气充满了整个生命，神是生命的主宰。这三者有一个不足，就会使三者都受伤。后来"精"代替了"形"，表明精是一种精微的有形物质。

我们经常说："这个人精气神真足！"精气神足还是不足成为是否健康的判断标准。虽然"精气神"这个词使用频率很高，但对其内涵却不一定能准确把握。精气神究竟是什么？精、气、神三者之间有什么关系？怎样才能养好精气神？

简单地说，精是生命的物质，气是生命的能量，神是生命的主宰。精气神这三大要素是有机统一在一起的，共同构成人体生命活动，生命物质起源于精，生命能量有赖于气，生命活力表现为神。精是有形的，神是无形的，气介于两者之间。养精是养生的基础，养气是养生的途径，养神是养生的关键。

---

① 原题：人身健康三要素。原载《中国政协》，2016 年 3 月。

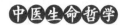

一、精是人身的精微物质

"精"这种物质是非常细微、精微的物质，是构成人体生命的精华，构成人体形态、维持人体生命活动的物质基础。精是身体的根本，没有这种最基本的精微物质，就不可能有人的身体。

"精"分为两类。一类是广义的，只要是维持人的生命健康、生命活力的最基本的物质都叫作精，包括精、血、津液、水谷精微等。第二类是狭义的，指肾精，特指主管人的生殖、生长发育的精微物质。肾精充实不仅生长发育良好，而且抗病能力也强。

"精"的来源有两个，一个是先天的，是从父母亲那里遗传下来的，是秉承于父母的，它在整个生命活动中起到了生命之根的作用；一个是后天的，也就是人出生以后吃的食物、喝的水，叫水谷精微，这是一种营养物质。先天之精需要不断地有营养物质补充才能保证人的精不亏，才能发挥其功能，才能维持人体生命活动，这种物质就是后天之精。

打个比喻，目前世界科学界已经开始去大海里面找能源，海洋能是一种重要的可再生资源，是最根本的能源。这就好比我们的肾精，看上去是水，是液体的，实际这里面有一个非常强大的能源，这才是生命的最根本的原动力，就是这个动力维持着我们生命的健康。我们明白了这个生命的原动力，就一定要把它护养好。养精是养生的根本。

养"精"有三个方面：节欲保精、穴位按摩、饮食调理。第一，节制性欲、控制性生活，目的是为了保养精气。"色"字头上一把刀，历代的皇帝为什么大多都短命，一个重要的原因，那就是皇帝嫔妃太多了，精消耗得太多了。第二，要经常进行经络穴位的按摩，主要穴位有关元穴（下丹田）、神阙穴（肚脐眼）、命门穴、肾俞穴等。先将两手劳宫穴搓热，然后用两手的劳宫分别压住下丹田和命门按摩，一直到发热、温暖为止。第三多吃补肾养精的食物，比如一些黑色的食物，黑芝麻、黑豆、黑米，还有山药、核桃、芡实、莲子、地黄、枸杞等。

二、气是生命的能量

"气"字，在我们中国人的话语当中，几乎是无处不在的。说一个人生气了叫"怒气冲天"；高兴了叫"喜气洋洋"；萎靡不振叫"泄气了"；如果精神抖擞叫"神气十足"，中国人有一句话叫"人活一口气"，人就是有了这个"气"才活着的。

"气"的繁体字是"氣"，"氣"字和"精"字一样也有一个米字，说明气也是一种精微物质。精是能看得见的，基本上呈液体，而气是一种气体，是看不见的。气既是维持人的生命活力的物质，又是人体各脏腑器官活动的能力。既是物质，又是功能，是能量，也是一种信息。

"气"简单地说就是一种生命能量，在《黄帝内经》中，关于这个"气"是出现频率最高的词，出现了3000多次。中医认为气有五大作用。第一是推动作用：气可以推动血液的循行，津液的生成、传输和排泄，激发各脏腑组织器官的功能活动。第二是温煦作用，气可以使人体温暖、发热，断气的话，人就冰凉了。气既是人体热量的来源，又维持、调节着人体的正常体温，使血液和津液能够始终正常运行而不至凝滞、停聚。第三是防御作用，气抵御邪气，气既可以护卫肌表，防止外邪入侵，又可以与入侵的邪气作斗争，将邪气驱除出体外。第四是固摄作用，气可以统摄血液防止它溢于脉外，可以控制和调节汗液、尿液、唾液、精液的分泌和排泄，可以保持脏腑器官位置的相对稳定。第五是气化作用，通过气的运动可使人体产生各种正常的变化，包括精、气、血、津液等物质的新陈代谢及相互转化。实际上，气化过程就是物质转化和能量转化的过程。

人体里面有多少种气呢？我把它归纳为六大类气。第一类气叫元气，就

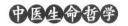

是一种生命的原动力。元气主要藏于肾，也就是肾气，它是一种先天之气，也叫真气、原气。第二类叫宗气，宗气是后天之气，由水谷精微化生，聚积在胸中，与呼吸之气相合发挥作用。宗气聚于两乳之间的膻中，所以这个穴位也叫气海。宗气走息道而行呼吸。第三类叫营气，营气主要是流动在血脉当中，起到营养血液的作用。第四类叫卫气，流行在血管以外，起到抵御外邪、保卫人的肌体的作用。第五类叫脏腑之气，比如说有心气、肺气、脾气、肝气、肾气。第六类叫经络之气，经络就是气的通道。

怎么来养气呢？养气的方法很多，涉及面很广。这里只介绍一种呼吸方法。无论是顺呼吸还是逆呼吸，都要求慢。呼吸一旦放慢，人的节奏也就慢了，人衰老的历程也就减缓了，所以慢呼吸非常重要。大家都知道乌龟长寿，其中有一点就是它呼吸非常慢。就顺呼吸而言，首先慢慢静下心来，把注意力集中在腹部，就看它的起伏节奏，把呼吸放慢放慢。要掌握四大原则，第一要长，呼吸要长；第二是要深，深呼吸；第三是要匀，要匀称、均匀；第四就是要细，不要大喘气，要细微。

三、神是生命的主宰

神，既是人的活力的表现，也是人生命的主宰。"神"还可以用来描述人体生命的本质。按道家的说法，人身的神分为"元神"和"识神"，"元神"指的是人的本心、本性，是寂然不动的、清虚安静的。"识神"指的是人的情绪、意念、欲望等，是活泼好动的，易受外界影响的。元神是先天之神，识神是后天之神。养神的过程其实就是克制识神、回到元神的过程。

中国人养生最大的特点是养神，养神才是养生的关键。无论是儒释道还是中医，都强调养神，在养神上都有一个共识，那就是"静"，以静养神。

老子《道德经》提出"清静无为""致虚极，守静笃"，只有心静神清，虚无恬淡，少思寡欲，顺应自然，柔弱居下，才能达到养神、养生的目的。

庄子认为"抱神以静，形将自正，必静必清，无劳汝形，无摇汝精，乃可以长生"，"纯粹而不杂，静一而不变，淡即无为，动以不行，此养生之道也"。庄子清静养生是在顺应自然的动中的静。儒家同样强调静的作用，《大学》提到"止定静安虑得"六步中，前三步都与静有关。佛家强调"戒定慧"三学，静能生慧。"菩提自性，本来清静"。禅坐的方法对养生具有十分重要的作用。

《黄帝内经》第一次从医学的角度提出了以静养神是养生之本。"静则神藏，躁则消亡。""恬惔虚无，真气从之，精神内守，病安从来？"强调心神清静、安宁，只有心静神安，才能不躁不乱，精气才能旺盛，邪气才不能侵犯，疾病才不会发生。

唐代著名医学家孙思邈在《千金翼方》中提出了十条养生大要，首要即为"啬神"。在养生具体方法的"十二少"中就有"少思、少念"等静神内容。他还提出了养老四要"耳无妄听，口无妄言，身无妄动，心无妄念"，除"身无妄动"外，其余三要均与静神有关。

总之，精气神三方面的调养是不可分割的，要有机结合在一起的。调养精气神贵在坚持。其实养生就是养成一种健康的生活方式。只要把调养精气神的方法变成一种生活习惯，人的健康、快乐、长寿就不再是梦想。

人体经络及其研究误区①

一、经络是什么

经络能否用现代科学手段加以检测、加以证实？这是个涉及中医理论体系是否科学的关键问题，自然引起不仅是中医学界而且是科学界、文化界人士的普遍关注。经过数十年的研究，中外学者已基本承认经络是客观存在的事实，这主要是通过对循经感传现象的观测所达成的共识。循经感传是指人体体表某一穴位受到刺激后出现的一种自我感觉，即感觉"气"沿着经络路线行走，或感觉循经路线上从体表到体内各层组织器官功能表现活跃的现象。据不完全统计，在1972～1978年间，国内有30个单位调查了64228人，出现感传现象的有12934人，占20.1%，其中显著者210人，占0.32%，而据日本专家的实验，感传出现率仅为4%，其中显著者不到1%，与我国大致相同。

循经感传有一定规律：感传路线基本与《灵枢·经脉》记载一致，感传有顺经传导和逆经传导，可阻滞、可回流，有趋病性，可通过气功、暗示等方法激发。然而观察毕竟缺乏科学的客观指标，于是一批学者应用多种现代科学技术在客观化研究上下工夫。应用电学技术进行研究，发现穴位、经络具有相对低阻抗特性，可称为良导点、良导络。应用同位素技术进行研究，发现同位素高锝酸盐、锝的行走路线与经络循行路线十分相似，而不是静脉、

---

① 原题：十二经脉与易学象数。原载于《国际易学研究》第10辑，中国书籍出版社，2012年。

淋巴循环向心移动路线。应用声发射技术进行研究，发现声发射所产生的声信息（将声转换成电信号）有明显的循经传导特点。

此外，通过对经络皮肤温度的测定，发现经络循行部位温差点的出现率比其他部位高 2 倍；通过临床观察有些皮肤病的表现与经络循行相一致。这些研究结果表明经络确实存在，那么经络到底是什么呢？这种关系到经络实质的研究，比经络实质性研究要困难得多，也要高一层次。经过多学科专家的努力，经络实质性研究取得一些成果，这些成果当然还只是观点和假说，主要有：

经络是神经。经络功能与中枢神经有关，经络气血功能与自主神经作用相似，经络经穴部位的神经较为丰富，经络主治具有神经阶段性，所以经络实质与神经系统有关。

经络是血管。经脉络脉的"脉"古字写作"衇"，即血管，经络的实质必然与人体循环系统的血管、淋巴管有关。

经络是肌肉。十二经脉皆起于四肢末端，结聚于关节骨骼，与肌肉组织相似，通过人体解剖发现人体线层的肌肉、肌腱分布与十二经脉一致。

经络是结缔组织。经络与结缔组织多水层有关，针刺诱导了结缔组织游移针周、紧裹针尖。

经络是表皮传导的缝隙连接通道。从分子细胞学水平研究，所谓缝隙连接由许多"连接子"组成，每个连接子由六个"缝隙连接"蛋白构成，其中一个可以启闭的孔道为缝隙连接通道。

经络是原始组织丛。

经络是一种既非神经又非血管，但又与神经、血管密切相关的第三系统，在显微镜下是一种间质内有小角形 C 细胞的网状组织。

经络是人体内外的信息调控系统。经络是信息在生物场内外具有时值意义的一种运动状态，是人体内外信息调控系统。

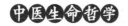

经络是第三平衡系统。人体第一平衡系统是躯体神经，其传导是 100 米/秒；第二平衡系统是自主神经，其传导为 1 米/秒；第三平衡系统是经络，传导为 0.1 米/秒；第四平衡系统是内分泌，传导最慢。经络联系体表内脏的关系是通过整体区域全息来表达的。经络是特殊细胞膜，是微小刺激信号传递系统。

关于经络的假说还有很多。这么多假说无外乎两大类：一类是认为经络是某种已知结构，如上述前 4 种观点；一类是认为经络是某种特殊结构，如上述后 5 种观点。这么多观点究竟哪一种揭示了经络的本质？

固然神经、血管、肌肉、结缔组织等都与经络有关，但是单一的组织功能并不能完全包括经络的功能，看来认为经络是某种已知结构的观点是难以成立的。至于经络是"第三平衡系统""表皮传导"等特殊结构的观点，也只是处于假说阶段，离真正揭示经络的实质还很远。

我们认为对经络实质的研究最重要的是方法，这种现代科学的研究方法是否适合于经络研究？其实这个问题并不难回答，我们认为既然经络本来就不是采用现代科学方法发现的，那么就不应该（实际上也不可能）采用现代科学方法去寻找它的科学本源。看来我们应该好好地反思一下这类研究的可行性问题了。

二、走出经络研究的误区

当代经络研究采用的是现代科学研究方法，目的是按图索骥，寻找经络的物质基础、实体结构。我认为这种研究已走入了方法论的误区。原因很简单，经络是中国古代科技文化的产物，并不是现代科学的产物。将两种不同时间、不同内涵的科学文化进行比较研究固然不是不可能、不是不必要，但如果一味用现代科学手段和成果去研究、评判经络，认为古人描述的经络必有一定的物质基础和实体结构，古人描述的经络走向必与人体某种已知或未知结构的运动路线相同——这种出发点就值得怀疑。

从某种意义上说，"经络"是一个文化学概念。研究经络不能不考虑到中国传统文化大背景，中国传统文化的思维方式是经络形成的关键和基础，抛开中国文化背景、抛开中国传统的思维方式，只从现代科学入手，是永远也找不到经络实质的。

从十一脉到十二脉，主要是为了满足阴阳对称平衡思维框架的需要；奇经八脉也符合这个思维框架。十二经脉、奇经八脉是不是必定有一个物质结构做基础？这也要从中西文化不同特征上去考虑。

西方科学文化遵循古希腊哲学"原子论"的传统，任何事物都要从物质实体上去分析，以寻找事物的最基本单位为目的，这个单位必须是"物质"的，于是有了层子模型，从分子到原子、原子核与核外电子，再到中子、质子，一直到夸克，按这条路子将来还可能找到比夸克更小的"物质结构"。而中国则不同，中国科学文化遵循《周易》、先秦诸子"元气论"的传统，认为事物的本原是"气"（当然还有其他观点，但以"气本论"为主）。气是什么？拿现代的话说就是物质、能量、信息三者的统一体，而不仅仅是物质，在物质、能量、信息三者中，气的物质成分最少，信息成分最多。气不是一种物质实体，而是一种关系实在。经络是气的通道。如果用西方物质论、原子论的眼光来看待中国的气、经络，企图找到气、经络的物质实体、物质结构，可能是永远也无法实现的。国家"经络研究"攀登计划在总体思路上如果陷入这个误区，那么到头来花费了大量人力、物力、财力，却可能是竹篮打水一场空。

那么对循经感传现象又该如何解释呢？循经感传现象是存在的，这一点从经络的形成上可以得到证明。对经络形成来源目前存在两种观点，一种是由点到线说，一种是由线到点说。由点到线是说先发现穴位后发现经络，由线到点是说先发现经络后发现穴位。不管是哪一种观点，其依据都是"气"

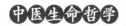

行走的感觉，即循经感传现象。说明气（气感）是经络的客观依据。再从气的角度看，早在战国初期的佩玉刻文《行气玉佩铭》上就有气的运行记载："行气，深则蓄，蓄则伸，伸则下，下则定，定则固，固则萌，萌则长，长则退，退则天……"意思是呼吸深沉可使"气"积蓄（于下丹田），然后出现上下运行现象。这种上下运行的中间线路就是任脉、督脉。《庄子·养生主》就记载有"缘督以为经，可以保身，可以全生"。气功中的"小周天"就是通过意念的作用，使真气运转于任、督二脉的一种感觉传导现象。马王堆帛书中的"导引图"与两部"十一脉灸经"连在一起，说明导引、气功与经络有密切关系。其实古人对经络早就有一个非常恰当的定义，那就是"内景隧道，惟返观者能照察之"（李时珍《奇经八脉考》）。经络就是内景隧道。经络是人在功夫态下向内返观所看到的气的运行隧道。经络是针刺时所感觉到的气的循行路线。总之，经络是以气的运行为客观基础的，经络是气的存在。

按照"有用即有体""有一定的功能必有一定的结构"的哲学命题，既然有循经感传的功用、功能就一定有经络的结构，这无疑是正确的，问题的关键就在于对"结构"的认识。按西方思维的路数，这"结构"就一定是"物质结构"，就一定可以用实验、实测的方法找到。我们认为，按中国传统思维的路数，"结构"不一定都是"物质结构"，更多的是"关系结构"，"物质"不一定都是物质实体而更可能是关系实在。经络就是一个关系结构、关系实在，它绝对不是某一种已知的物质结构如神经、血管、肌肉，而更可能是神经、血管、肌肉、体液等众多物质的关系结构，是人体众多物质结构的关系组合、关系实在、整体作用。如果说循经感传的功能现象是"用"，那么它所对应的"体"，或者说它赖以形成和存在的"体"，很可能不是一种实体结构，而是众多关系结构，或者说，这个"体"就是有生命的"人体"。因此，用实证、实测的方法去求经络的某种物质结构，也许永远只是一个梦。让我们尽快走出经络研究的误区。

李时珍对人体生命的认识[①]

摘要：在与我国古代道家、医家比较中，探讨李时珍对人体生命的认识，认为李时珍在前人认识的基础上首次明确提出"脑为元神之府"、经脉为"内景隧道"、命门在"两肾之间""命门为体，三焦为用"等富有原创性学说，这些学说的提出均在同时代医家之前。此外李时珍还提出"脾乃元气之母"观点，虽非首创，却也是对前人的充实和发展。

关键词：李时珍；脑；经脉；命门；脾胃

明代伟大的医药学家李时珍（1518—1593），毕生从事医药事业，致力于医学和药学研究，一生著作甚丰，从其现仅存的《本草纲目》《濒湖脉学》《奇经八脉考》等几种看，他不仅对祖国的本草学做出了巨大贡献，而且在人体生命科学方面也有重要的建树。对前者时人论述较多，本文仅对后者做一分析。

一、脑为元神之府

李时珍在《本草纲目》中首次明确提出"脑为元神之府"说。所谓"元神"指人的精神意识活动。李时珍认为人的精神意识活动是由脑主管的。这一"脑主神明"的见解，改变了长期以来"心主神明"的说法。

先秦大多数思想家都认为心主管神明、意识、情志。如《孟子·告子》

---

① 原载于《中华医史杂志》2004 年第 1 期。

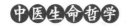

说："耳目之官不思……心之官则思。"肯定心具有思维的功能。《管子》中的"心术""内业"等篇都论述了心与感官的认识，《管子·心术》说："心之在体，君之位也。"又说："心也者，智之舍也。"《管子·内业》说："凡心之型，自充自盈，自生自成。"强调了"心"对于感官的主导作用及"心"主藏智慧、意识之特征。《荀子·解蔽》说："心者形之君也，而神明之主也。出令而无所受令。"《荀子·天论》说："心居中虚以治五官，夫是之谓天君。"《荀子·正名》说："心有徵知。"强调心为人体最高的主宰，认为"心"包含认识与意识两方面的内容，"心"具有依据感觉而认识外物的能力。

《黄帝内经》沿用了这一说法，提出了"心主神明"的观点。《素问·灵兰秘典论》说："心者，君主之官，神明出焉。"《灵枢·邪客》说："心者，五脏六腑之大主也，精神之所舍也。"《素问·六节藏象论》亦说："心者，生之本、神之变也。"认为人的思维、情感、记忆乃至智慧等均为心所主管和统辖，后世1000多年来历代医家基本上都继承了这一观点。

从字形上看，"心"即为实体解剖的"心脏"。虽然中医所谓的"心主神明"的命题中，"心"并非仅指心脏，还包括了大脑，但毕竟没有直接提出"脑主神明"的命题。

李时珍的"脑为元神之府"说是对前人"心主神明"说的修正，当然这一认识绝非凭空而来，而是在前人关于"头"和"泥丸宫"认识基础上发展而来的。

早在《黄帝内经》中就有了关于头的认识，如《素问·脉要精微论》说："头者，精明之府。"以后医家指出头是神的聚注之地。如《金匮玉函经·证治总例》说："头者，身之元首，人神之所注。"唐初杨上善《黄帝内经太素》说："头是心神所居。"孙思邈《备急千金要方·灸例》说："头者，身之元首，人神之所法，气口精明三百六十五络皆上归于头。头者，诸阳之会也。"

　　道教早在魏晋时期就有了"泥丸""泥丸宫"的概念。所谓"泥丸"指脑神，所谓"泥丸宫"就是指头（脑）颅。《黄帝内景经》将头分为九宫，九宫的中间一宫为泥丸宫，泥丸宫的功能是主神、藏神。《黄庭内景玉经注·至道章》说"脑神精根字泥丸""泥丸百节皆有神""脑神九真皆有房"。《太上老君内观经》说："太一帝君在头曰：泥丸君，总众神也。"《上清握中诀·苏君传行事诀》说："人头有九宫，两眉间却入……三寸为丹田泥丸宫……"《灵剑子》说："日心之火为云津，月湿之水为云雨，相随北坎而行归子亥肾海气宫，向已之气上通泥丸宫。"脑中有九宫，泥丸宫为九宫之一，是脑的一部分，为人体之神所会聚的地方。《道枢·颐生篇》曰："夫能脑中圆虚以灌真……故曰泥丸。"

　　后世医家也常借用道家"泥丸宫"的说法，如宋·陈言《三因极一病证方论》说："头者诸阳之会，上丹产于泥丸宫，百神所集。"

　　由此可见，对待脑与神的问题，在李时珍以前，道家比医家更为精当。道家不仅认识到脑是神的汇聚、居住之地，气血、经络皆上奉于脑，而且还认识到脑中元神能通过七窍的感受来分析事物、认识事物，进行抽象思维活动。

　　尽管道家、医家对脑神已经有较为科学的认识，但由于受到传统中医学脏腑中心论的制约，尚不敢大胆、彻底突破心为"君主之官""神明之府"的框架，因而对脑主宰人体思维、记忆等方面的探讨尚未深入。

　　李时珍以大无畏的气概明确提出"脑为元神之府"的论点，在对人体生命的认识方面做出了重大的突破。此论点在相当长的一段时间内尚未被接受和重视，直到王清任才在人体解剖观察基础上提出"灵机记性在脑"说，从而发展完善了李时珍的"脑为元神之府"理论。

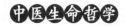

二、经脉为内景隧道

李时珍在《奇经八脉考·阴跷脉》注文中对经脉的本质做了说明，指出经脉是"内景隧道，惟返观者能照察之"。这是对《黄帝内经》经脉学说的发展。《素问·调经论》说："五脏之道，皆出于经隧，以行血气。"《灵枢·邪气脏腑病形》说："经络之相贯，如环无端。"说明经络是气血运行的环形通道。李时珍进一步指出经络是内视返观的产物。他发现道家张紫阳《八脉经》与医家所说的八脉稍有不同，其根本原因就是内视返观的区别。李时珍的这一观点对我们今天的经络实质研究有重要意义。笔者认为李时珍关于经脉是内景隧道的理论，从功能现象出发认识经络的实质，它启迪我们一味从形态结构出发研究经络实质的方法可能步入了一个误区。

李时珍对奇经八脉理论做出了重要贡献。首先，他纠正了医家轻视奇经八脉的传统，强调了奇经八脉在医学中的重要地位，阐明奇经八脉与十二正经的互补关系，"奇经凡八脉，不拘制于十二正经，无表里配合，故谓之奇。盖正经犹夫沟渠，奇经犹夫湖泽，正经之脉隆盛，则溢于奇经"。奇经对十二正经起蓄溢和调节作用。《黄帝内经》只言经脉和络脉作用功能，并没有说明奇经八脉的作用功能，《难经》对奇经八脉有所论述，李时珍在《难经》的基础上，明确了奇经八脉参与全身气血灌注的功能，认为奇经八脉和十二正经在生理上相互联系、相互依存，在病理上相互传变、相互影响。其次，统一了奇经八脉循行路线。奇经八脉的循行路线散见于群书，粗略而不统一。李时珍不仅比较了历代医家的不同，而且比较了医家与道家的不同，并做了统一。使后世习医者对奇经八脉的循行有了规范依据。最后，对奇经八脉主治证候做了系统整理，虽然《黄帝内经》各章中对奇经八脉的主治证候已做叙述，但欠说明，李时珍根据《黄帝内经》和历代医家的论述，充实了其主治证候内容，弥补了《黄帝内经》等著述的不足。

三、命门在两肾之间

命门学说是中医基础理论之一，对命门的认识历来有不同的见解。"命门"一词首见于《黄帝内经》，《灵枢·根结》说："太阳根于至阴，结于命门。命门者，目也。"以命门为两目。《难经·三十六难》说："脏各有一耳，肾独有两者何也？然肾两者，非皆肾也，其左者为肾，右者为命门。命门者，诸神精之所舍，原气之所系，男子以藏精，女子以系胞，故知肾有一也。"以命门为右肾。此说对后世影响很大，如杨上善说："脊有三七二十一节，肾在下七节之傍。"又说："肾有二枚：左箱为肾，藏志也；在右为命门，藏精也。"又说："人之命门之气，乃是肾间动气，为五脏六腑十二经脉性命根，故名为原。"杨上善指出命门之气就是肾间动气，为命门在两肾之间说打下了基础。李时珍悉心钻研历代诸家的认识，首先明确提出肾间命门的观点。他在《本草纲目》中说："命门指所居之府而名，为藏精系胞之物……其体非脂非肉，白膜裹之，在七节之旁，两肾之间，二系著脊，下通二肾，上通心肺，贯属于脑，为生命之原，相火之主，精气之府。人物皆有之，生人生物皆由此出。"明确指出了命门的位置在"两肾之间"，他还批驳了"扁鹊《难经》不知原委体用之分，以右肾为命门"的观点。指出命门为有形质之体，填补了历代没有论及命门之形质的空白。强调命门为生命形成之本原，精气之府，相火的发源地。不仅人有命门，而且生物皆有命门，命门是创生人和一切生物的关键所在。李时珍这一肾间命门学说奠定了明清命门学说的基础。从时间上考察，明代医家孙一奎（1522—1619）提出命门为两肾间动气说与李明珍几乎同时，至于张介宾（1562—1639）提出命门居两肾之中为真阴之脏、赵献可（1673—1644）提出命门在两肾之中有位而无形，都是在李时珍之后。

四、命门为体，三焦为用

李时珍不仅提出了肾间命门学说，而且还辩证分析了命门和三焦的关系。他在《本草纲目·果部·胡桃》说："三焦者，元气之别使；命门者，三焦之本原。盖一原一委也。命门指所居之府而名，为藏精系胞之物。三焦指分治之部而名，为出纳腐熟之司。盖一以体名，一以用名。""命门既通则三焦利。"《本草纲目·序例上》说："命门为相火之原，天地之始，藏精生血……主三焦元气。""三焦为相之用，分布命门元气。"《奇经八脉考·冲脉》说："三焦即命门之用，与冲、任、督相通者。"明确指出了命门与三焦的关系是源与流、体与用的关系，命门是三焦气化的本原，三焦是命门元气的通道；命门为本体，三焦为功用。李时珍强调了命门通过三焦相火对周身脏腑发挥重要作用，命门与其他脏腑如肾、脑、女子胞、心、肺等皆有密切的生理关系。所谓"命门指所居之府而名，为藏精系胞之物。三焦指分治之部而名，为出纳腐熟之司"，命门"下通二肾，上通心肺，贯属于脑"，说明命门不仅具有促进男子精室藏精、维系女子胞宫、维持人的生长和生殖的作用，而且还是人体健康的根本，"夫命门气与肾通，藏精气而恶燥。若肾命不燥，精气内充，则饮食自健，肌肤光泽，肠腑润而血脉通也"。

五、脾乃元气之母

李时珍十分重视作为后天之本的脾胃的作用，提出"脾胃为元气之母"的观点，虽然非独创，却是对《黄帝内经》脾胃学说、李东垣"脾土"理论的充实和发展。首先，他提出脾胃为元气之母的观点。《本草纲目》中有大量这方面的论述。"脾乃元气之母"，"土为元气之母，母气既和，津液相成，神乃自生，久视耐老"。"土者万物之母，母得其养，则水火既济，木金交合，而诸邪自去，百病不生矣"。又说"人之水谷入于胃，受中焦湿热熏蒸，游溢精气，日化为红，散布脏腑经络，是为营血，此造化自然之微妙也"。他强调脾胃与元气的密切关系，人体的元气有赖于脾胃之滋生，脾胃生理功能正常，则人体元气得其滋养而充实。脾胃为后天之本，整个机体有赖于脾胃摄取营养，为气血生化之源泉，故脾胃的运化功能正常，后天水谷之精充盈，则气血得养而充盛。

其次，强调脾胃为五脏升降的枢纽。李时珍说："脾者黄宫，所以交媾水火、会合木金者也。"人体气机上下升降运动正常，有赖于脾胃中土的功能协调。脾胃枢纽若升降正常，则心肾相交，肺肝调和，阴阳平衡，"土为元气之母，母气既和，津液相成，神乃自生，久视耐老"。若脾胃受伤则升降功能失常，如"饥饱劳逸，内伤元气，清阳陷遏，不能上升"，严重者就会影响全身而生他病，以致"人之中气不足，清阳不升，则头为之倾，九窍为之不利"；用药强调脾胃的升发，如"升麻引阳明清气上升，柴胡引少阳清气上行，此乃禀赋素弱，元气虚馁，乃劳役饥饱生冷内伤，脾胃引经最要药也"。以升阳提气之品治疗，则"觉清气上行，胸膈爽快，手足和暖，头目精明，神采迅发，诸证如扫"。他在临床上亦极重视升降平衡的重要性，重视升发脾胃之气，如治一人素嗜饮酒，值寒冬哭母而受冷，因病寒中，食无姜蒜，则难入口，李时珍用升麻葛根汤合四君子汤加柴胡、黄芪、苍术煎服升发脾胃清阳而奏效。此外他还注意后天脾胃与先天肾脏的关系，"肾气虚弱，则阳气衰劣，不能熏蒸脾胃。脾胃气寒，令人胸膈痞塞，不进饮食，迟于运化，或腹胁虚胀，或呕吐痰涎，或肠鸣泄泻。譬如鼎釜中之物，无火力，虽终日不熟，何能消化"？这里指出脾胃喜暖的特性，说明先天肾阳的熏蒸是后天脾胃消化的关键。

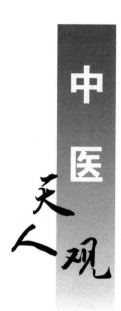

中医天人观

《黄帝内经》天人观①

天人问题是中国哲学的基本问题，"天"与"人"是中国哲学的一对重要范畴。

一、天道观

《黄帝内经》（简称《内经》）有关"天"的论述集中反映了天道观、宇宙论思想，《黄帝内经》的天道观是其医学哲学的重要组成部分。

（一）"天"是独立于人的意志之外的客观自然存在

"天"字在《内经》中，含义较为复杂。从语义学上讲，主要指天空、自然界、天气、天时。如《素问·阴阳应象大论》曰："天不足西北，故西北方阴也。"又引申为自然的状态、本来的面貌。如"天真""天年""天寿""天数"中的"天"。

从哲学上看，《内经》的天道观与殷周时期的天道观是不同的。殷周时期的"天"主要是指意志之天、主宰之天、神灵之天。到了周末，天的权威性开始减弱。春秋战国时代的诸子百家，改变了殷周天人关系理论。《内经》的"天"主要是指独立于人的意志之外的、不以人的意志为转移的客观存在，是不断运动变化的物质世界。天不仅是无意志、无目的的，而且是无限的。如《素问·天元纪大论》曰："故在天为气，在地成形，形气相感而化生万物矣。"《灵枢·经水》曰："天至高，不可度；地至广，不可量。"虽然

---

① 原载于《内经讲义》，王洪图主编，人民卫生出版社，2002年8月出版。

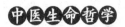

《内经》中有一些"天"字从表面上看是指有意志、有目的的"天"，但实际上往往用在反诘问句中，是为了否定有意志、有目的的"天"的。如《灵枢·本神》对精神疾患的病因所发出的"天之罪与？人之过乎？"的诘问，其中的"天"不能简单地看成就是有意志的神、万物的主宰。

（二）天地的生成与结构

《内经》认为天地是阴阳二气不断分化积累的结果，是一个生成的过程。《素问·阴阳应象大论》说："积阳为天，积阴为地。"阴阳产生天地，无限的天地宇宙化生出无穷的事物，《素问·六节藏象论》说："天至广不可度，地至大不可量……草生五色，五色之变，不可胜视，草生五味，五味之美，不可胜极，嗜欲不同，各有所通。"现实世界是逐步产生出来的。《素问·天元纪大论》说："太虚廖廓，肇基化元，万物资始，五运终天，布气真灵，摁统坤元，九星悬朗，七曜周旋，曰阴曰阳，曰柔曰刚，幽显既位，寒暑弛张，生生化化，品物咸章。"太虚就是广阔无限的"天"，太虚与真元之气是整个宇宙产生的基础，万物产生的本原。

二、人道观

《黄帝内经》的人道观——人学思想相当丰富。作为以人为研究对象的医学著作，《内经》必须回答人道——人学的基本问题，从而构成了《内经》颇具特色的人道观和人学思想。

（一）人的本原和生成

《内经》吸收了《周易》《庄子》有关人的生成的思想，认为人是由于天地之气的相互作用而产生的，《素问·宝命全形论》说："人以天地之气生，四时之法成。"又说："夫人生于地，悬命于天，天地合气，命之曰人。"《内经》的作者已涉及生命起源的问题，认识到生命是天地阴阳两气相感的产物，是自然界物质变化的结果。《灵枢·本神》说："天之在我者德也，地之在我者气也，德流气薄而生者也。"说明天德和地气的交互作用产生了人类。这里的"德"，也是一种气，是指万物成长的内在基础，《庄子·天地》说："物得以生，谓之德。"可见，"德"是生成万物的一种内在能动力量，是一种有利于生命起源的物质。

（二）人的形神关系

人的形神问题即形体与精神的关系问题，是先秦诸子论述较多的一个问题。《内经》继承了庄子"精神生于道，形体生于精"、后期墨家"刑（形）与知处"、荀子"形具而神生"的形神观，结合当时的医学科学成就，丰富和发展了先秦以来的形神说。形，在《内经》中主要有两种含义：一是指人的形体，二是指万事万物的形体（物质形态）。神，在《内经》中主要有三种含义：一是指人体的精神意识；二是指生物体的生理功能和综合生命力；三是指宇宙自然世界的运动变化及其规律性。《内经》有关人的"形""神"关系主要表现为形体与精神的关系、形体与功能的关系。

《内经》认为人的精神包括思维、情志、感觉等的精神意识活动。人的形体生成精神，精神是形体的产物；精神意识又反作用于形体，并对形体起一定的主导作用。这些精神意识活动都是在五脏，特别是心的功能基础上产生出来的。《素问·宣明五气》说："五脏所藏，心藏神，肺藏魄，肝藏魂，脾藏意，肾藏志，是谓五脏所藏。"《素问·阴阳应象大论》又说："人有五脏化五气，以生喜、怒、悲、忧、恐。"喜、怒、悲、忧、恐五种情志是人对外界刺激反映出来的一种精神活动。五种情志分别由心、肝、肺、脾、肾五脏产生。说明五脏精气是情志活动的物质基础。《内经》运用阴阳的对立统一关系来说明形体和机能的关系，《素问·阴阳应象大论》说："阴在内，阳之守也；阳在外，阴之使也。"《素问·生气通天论》说："阴者，藏精而起亟也；阳者，卫外而为固也。"物质形体为阴，生命功能为阳。内在的形体物质是外在的生命功能的物质基础，外在的生命功能又是内在的生命物质的主

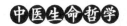

导和护卫。健全的形体是机能旺盛的物质保证，机能旺盛又是形体强健的根本条件。为了说明"形"，《内经》提出了"精"的概念，认为"精"不仅是构成人的形体而且是构成人的生理功能的基本物质。《灵枢·本神》说："故生之来谓之精，两精相搏谓之神。"

（三）人性

先秦诸子百家对人性问题进行了热烈讨论，提出了各自的观点，如孟子主张性善论，荀子主张性恶论，告子主张性无善恶论，道家主张人性自然论，等等。《内经》作为一部天地人三位一体的综合性医学著作，对人性问题也有所涉及，提出了具有医学特色的人性论观点。

《内经》对于人性善恶问题的探讨是与人的气质、人格等内容交织在一起的。《内经》的人性学说深受诸子影响，内容较复杂，既有儒家的善恶论思想，又有道家的自然论思想。从善恶角度说，《内经》主要受有善有恶说与董仲舒"性三品"说的影响。《灵枢·通天》根据人的气质性格将人分为太阴、少阴、太阳、少阳、阴阳和平五类，这同时是一种人性的分类法，因为其中包含有对人性善恶的价值评价，太阴、少阴之人属于性恶之列，阴阳和平之人属于性善之列，从《内经》的描述来看，阴阳和平之人具有道家理想人格的色彩，而与儒家圣人形象有所不同。至于太阳、少阳之人则既不属于善者之列，也不属于恶者之列。可见《内经》人性说并不是简单的善恶二分，而是包含善恶的阴阳五分，如果再简单归纳一下就是阴、阳、阴阳和平三类。

《内经》不仅对人性做了分类描述，而且对不同人性的形成做了本体论的阐释。《灵枢·通天》认为：太阴之人"多阴而无阳"，少阴之人"多阴少阳"，太阳之人"多阳而少阴"，少阳之人"多阳少阴"，阴阳和平之人"阴阳之气和"，《灵枢·行针》认为重阳之人"颇有阴"。将先天阴阳之"气"作为人性的基础，这是先秦诸子人性论所未涉及的。作为医学著作，《内经》

并不太关注人性的社会性及人性是否可以改变问题，而是以气秉论人性，从先天生理因素寻找人性的根据，关注五态之人的发病及其治法。《内经》阴阳五分的人性论思想的目的不是解释道德现象及提供治国方略的理论根据，而是为养生治疗提供理论指导。因此《内经》特别重视人性修养对于养生治疗的作用。

三、天人观

天人关系论是中国哲学包括《内经》哲学天人学说的核心。先秦哲学家提出了"天人合一""天人相分"和"天人相胜"等观点。在天人关系问题上，《内经》主张"天人合一"论，具体表现为"天人相应"学说，可以说"天人相应"思想是《内经》的核心思想之一。《内经》反复强调"（人）与天地相应，与四时相副，人参天地"（《灵枢·刺节真邪》），"人与天地相参也"（《灵枢·岁露论》），"人之所以参天地而应阴阳"（《灵枢·经水》），"（人）与天地如一"（《素问·脉要精微论》）。《内经》"天人相应"学说主要在以下三个方面。

（一）天人相似

天人相似指人体与天地万物的形态结构相类似。《内经》认为人的身体结构体现了天地的结构。例如《灵枢·邪客》把人体形态结构与天地万物一一对应起来，一一做了类比。人体的结构可以在自然界中找到相对应的东西，人体仿佛是天地的缩影。《灵枢·经水》在解释十二经脉与十二经水的对应关系时说："凡此五脏六腑十二经水者，外有源泉而内有所禀。"认为外在的十二经水和内在的十二经脉都有一个共同的来源，即天地之气。天地之气在外形成十二经水，在内形成十二经脉。人体的十二经脉与自然界的十二经水是相应的。十二经水是行水的，而十二经脉是行血的，如同经水有远近深浅的差别，十二经脉中的气血也有远近深浅的不同，二者是相对应的。这种思

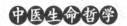

想的形成，与汉代盛行的"人副天数"有密切关系。

（二）天人相动

天人相动是指人体生理功能节律随天地四时之气运动变化而改变。人与天之间存在着随应而动和制天而用的统一关系。《内经》认为人体生理功能变化的节律与天地自然四时变化的节律一致，人体生理功能随着自然界年、季、月、日、时的变化而发生相应的变化。就一年四时而言，"春生、夏长、秋收、冬藏，是气之常也。人亦应之"（《灵枢·顺气一日分为四时》）。人的生理功能活动随春夏秋冬四季的变更而发生生长收藏的相应变化。就一年十二个月而言，"正月二月，天气始方，地气始发，人气在肝。三月四月，天气正方，地气定发，人气在脾。五月六月，天气盛，地气高，人气在头。七月八月，阴气始杀，人气在肺。九月十月，阴气始冰，地气始闭，人气在心。十一月十二月，冰复，地气合，人气在肾"（《素问·诊要经终论》）。随着月份的推移，人气在不同部位，发挥相应的作用。就一日而言，"阳气者，一日而主外，平旦人气生，日中而阳气隆，日西而阳气已虚，气门乃闭"（《素问·生气通天论》）。随着自然界阳气的消长变化，人体的阳气也发生相应的改变。人体卫气也随着昼夜出阳入阴的变化而变化，卫气白昼行于阳经二十五度，夜晚行于阴经二十五度。在一日之内也体现了一年四季的变化节律，这一点在病理上表现较明显，"夫百病者，多以旦慧昼安，夕加夜甚……以一日分为四时，朝则为春，日中为夏，日入为秋，夜半为冬。朝则人气始生，病气衰，故旦慧；日中人气长，长则胜邪，故安；夕则人气始衰，邪气始生，故加；夜半人气入脏，邪气独居于身，故甚也"（《灵枢·顺气一日分为四时》）。

（三）天人相通

天人相通指人与天的规律相通。《内经》认为，人体不仅与自然界的共性运动规律相通，而且与自然界的具体运动规律相通。阴阳五行是宇宙事物的总规律，不管是对自然界，还是对人体生理变化，都具有普遍的指导意义。《灵枢·通天》说："天地之间，六合之内，不离五，人亦应之，非徒一阴一阳而已。"由于人体和自然界有着共同的规律，因而可以归为同"类"。《内经》利用这个"类"从已知的自然界的事物去推知人体脏腑的生理功能，提出了比类的方法，"及于比类，通合道理"（《素问·示从容论》）。根据"天人相应"的原理，通过"外揣"即对外在自然现象的观察，以自然运动规律来类推人体生命运动规律。《素问·阴阳应象大论》通过"清阳为天，浊阴为地。地气上为云，天气下为雨，雨出地气，云出天气"的自然现象分布及变化规律，推论出人体内存在着同样的生理变化规律："故清阳出上窍，浊阴出下窍；清阳发腠理，浊阴走五脏；清阳实四肢，浊阴归六腑。"说明人体内存在与天地之气同一形式的新陈代谢过程。《内经》进而认为人体五脏与自然界的四时五行遵从同一运动规律。《素问·刺禁论》曰："肝生于左，肺藏于右，心部于表，肾治于里，脾为之使，胃为之市。"从今天的解剖学角度看，这段话所言的五脏方位是错误的，然而这里的"左""右""表""里"及"生""藏""部""治"等并非解剖学的定位概念，而是气机运动的动态功能概念，是从阴阳、四时、五行总体规律上类比、推理出来的。

《内经》天人相应思想强调自然的运动变化对人的生理、病理机能的制约作用的观点，与董仲舒的天人感应论是不同的。董仲舒认为天不仅能影响人，人亦能影响天，天人感应的中介是气，这样气就具有了神秘的性质，将天人格化，最终陷入神学论中。《内经》的天人相应论，不承认人能影响天，不将天意志化，而把天看成客观存在的物质自然。其天人相应思想是建立在气论自然观基础上的。人类作为气所化生的万物中的一部分，其运动变化的规律节律与天地自然是一致的。因此天能够影响人，而人并不能影响天。

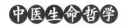

四、天人相应观在建构中医学体系中的作用

《内经》的天人观是《内经》医学形成的哲学基础，其中"天人合一""天人相应"观体现了整体系统论思想，促使了《内经》整体系统医学体系的形成。具体表现在以下方面。

（一）藏象学说

《内经》藏象学说，是在天人相应的思想指导下建构起来的。《内经》认为"有诸内必形诸外"，人体脏腑、气血、经络深藏于体内，但可显象于外，可以通过已知的自然现象去推知隐蔽的内脏功能。所谓"藏象"即指藏于内、象于外。根据外在的"象"可以推测内在的脏腑功能、气血活动、经脉长短。

根据五时推知五脏的生理功能特点，如《素问·六节藏象论》认为肝、心、脾、肺、肾分别与春、夏、长夏、秋、冬通应，分别主阳气始生、阳气旺长、阳气盛极、阳气渐消、阴气旺盛。根据天地四时寒温推知气血津液的活动规律，如《灵枢·卫气行》《灵枢·营卫生会》说营卫的运行"与天地同纪"，并以太阳的视运动作为认识人体营卫运行规律的依据。太阳视运动的轨道分阴阳，太阳昼行于阳十四舍，夜行于阴十四舍，人身亦有阴阳，营卫运行"阴阳相贯，如环无端"，日行于阳二十五度，夜行于阴二十五度。根据月亮盈亏消长推论人体气血的盛衰变化，如《素问·八正神明论》说："月始生，则血气始精，卫气始行；月廓满，则血气实，肌肉坚；月廓空，则肌肉减，经络虚，卫气去，形独居。"《灵枢·岁露论》也论述了"月满"和"月空"对人体气血盛衰的影响。根据二十八宿天象推知人身二十八脉的长短，如《灵枢·五十营》根据日行二十八宿"一万三千五百息，气行五十营于身""呼吸定息，气行六寸"等数据计算出周身十六丈二尺。根据四季的变化推知脉象的节律变化，随着四季的变化，脉象有不同的表现。如《素问·玉机真脏论》说"春脉如弦""夏脉如钩""秋脉如浮""冬脉如营"，四时脉象的节律变化、五脏机能的递相旺衰与四时的生长收藏一一相应。

（二）病机学说

根据天时和自然现象推论发病及其病因，如《素问·咳论》说："五脏各以其时受病，非其时各传以与之。人与天地相参，故五脏各以治时，感于寒则受病，微则为咳，甚者为泄为痛。乘秋则肺先受邪，乘春则肝先受之，乘夏则心先受之，乘至阴则脾先受之，乘冬则肾先受之。"从对自然现象的观察中推论疾病的发生。《内经》认为疾病的发生是从致病因素侵袭人体开始的，如《灵枢·顺气一日分为四时》说："夫百病之所始生者，必起于燥湿寒暑风雨，阴阳喜怒，饮食居处。"其中燥湿寒暑风雨六种气候和自然现象，分别具有善行数变、温热、上炎、重浊、干燥、凝滞收引的特性，无论是太过还是不及都会引起相应的病证。《内经》根据阴阳四时消长变化推论疾病传变，认为不同性质、不同季节的病因往往侵袭与之同类的部位，如《素问·金匮真言论》说："东风生于春，病在肝，俞在颈项；南风生于夏，病在心，俞在胸胁；西风生于秋，病在肺，俞在肩背；北风生于冬，病在肾，俞在腰股；中央为土，病在脾，俞在脊。"人体正气盛衰决定疾病的进退，而人体正气的盛衰与昼夜四时阴阳消长同步，因此疾病的进退也随昼夜四时阴阳消长发生相应的变化，《灵枢·顺气一日分为四时》说："夫百病者，多以旦慧昼安，夕加夜甚。"充分体现了天人相应的思想。人体疾病传变是有规律性的，《素问·玉机真脏论》论述了以风寒邪气为病因的外感病按照五行相胜的顺序传变的规律。

（三）诊法学说

《内经》以天地四时相应观念指导诊断辨证，如《素问·三部九候论》受天地人三才思想的启示而建立三部九候全身遍诊法。又如《素问·脉要精微论》认为脉随四时阴阳的变动而上下浮沉，表现为春规、夏矩、秋衡、冬

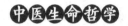

权的四时脉象。根据异常脉象与四时的关系，可以判断疾病所在和死亡时间。《内经》以阴阳五行观念指导诊断辨证，认为在诊断时，气色的清浊、音声的高低、脉象的浮沉、尺肤的滑涩，等等，皆可归属于阴阳，进而判断疾病的阴证、阳证本质。在面部色诊时，借鉴五行原理，确立所病部位，推论五官、五体、五色主病，如《素问·刺热》说："肝病热者，左颊先赤；心病热者，颜先赤；脾病热者，鼻先赤；肺病热者，右颊先赤；肾病热者，颐先赤。"从而建立了五色主病的诊断方法。

（四）治疗学说

根据天地人"三才"思想提出因时因地因人的"三因"论治学说，如《素问·阴阳应象大论》说："治不法天之纪，不用地之理，则灾害至矣。"强调三因论治的重要性。《素问·五常政大论》说："必先岁气，天伐天和。"用药论治，必须顺应四时节令，不可违时妄治。《素问·异法方宜论》说："黄帝问曰：医之治病也，一病而治各不同，皆愈何也？岐伯曰：地势使然也。"五方地势不同，体质、发病各异，治疗手段相应有别。根据天地生化原理提出正治反治的法则。《素问·至真要大论》说："逆者正治，从者反治。"正治又称逆治，就是逆其证候性质而治疗；反治又称从治，就是顺从其病症假象而治疗。根据时间特征决定用药针灸，《素问·脏气法时论》提出"肝主春，足厥阴、少阳主治，其日甲乙，肝苦急，急食甘以缓之"等五脏之病应在其主时之日用药治疗的观点。

（五）养生学说

《内经》认为人类生存在自然界当中，只有与自然息息相通、顺从自然规律来生活、养生，才能健康长寿。因此取法自然、顺应天时是《内经》养生学说的基本原则。《素问·四气调神大论》说："夫四时阴阳者，万物之根本也，所以圣人春夏养阳，秋冬养阴，以从其根，故与万物沉浮于生长之门。逆其根则伐其本，坏其真矣。故阴阳四时者，万物之终始也，死生之本也，逆之则灾害生，从之则苛疾不起，是谓得道。"人在漫长的生物进化过程中，形成了与昼夜变化规律相应的生物节律，只有顺应这种节律变化才能保持人体健康。《内经》特别重视日常生活的养生，强调节制有度，只有做到饮食有节、起居有常、房室有度、寤寐适时、情志调畅，才能寿尽百岁。这一养生原则就是在天人相应的思想指导下形成的。

《黄帝内经》天文医学思想①

《内经》（《黄帝内经》的简称）蕴涵有较为丰富的古天文学内容，运用天文学知识说明医学原理，建构医学体系。

一、《内经》的宇宙结构学说及其医学意义

（一）《内经》的宇宙结构学说

我国古代的宇宙结构学说，主要有盖天说、浑天说和宣夜说三种。第一，盖天说，始于西周前期，主要记载于《周髀算经》。该说认为宇宙天地的构形是天圆地方，天形如张盖，顶高八万里而向四周下垂，日、月、五星在天穹上随天旋转；天如同一磨盘，被推着左转（从东向南向西），日、月、五星在"天"这个左转的磨盘上右行（从西向南向东）；天穹像一个斗笠，大地像一个倒扣着的盘子，北极是天的最高点，四周下垂；天穹上有日月星辰交替出没，在大地上产生昼夜的变化，昼夜变化是因为太阳早上从阳中出，而夜晚入于阴中。第二，浑天说，始于战国时期，主要记载于东汉张衡的《浑天仪注》。该说认为：天是一个浑圆的球，像一个鸡蛋。其中一半贮有水，圆形的地球浮在水面上，天之包地，犹壳之裹黄。中空的圆球如车毂般旋转，日、月、星辰附着在圆球的内壳上运行，周旋无终，其形浑浑。第三，宣夜说，始于战国时代，主要记载于《晋书·天文志》，认为天既不是一个蛋壳，也不是一个苍穹或圆面，而是无边无涯的空间，空间充满了气，日月

---

① 原载于《内经讲义》，王洪图主编，人民卫生出版社，2002年8月出版。

星辰飘浮在气中，它们的运动受到气的制约，气的作用和运动不是任意的，而是有一定规则的。

对于宇宙的结构，《内经》中有盖天说、浑天说和宣夜说的描述。《灵枢·邪客》说："天圆地方，人头圆足方以应之。"含有盖天说思想。《素问·五运行大论》说："帝曰：地之为下，否乎？岐伯曰：地为人之下，太虚之中者也。帝曰：冯乎？岐伯曰：大气举之也。"认为大地悬浮于宇宙之中，但不是凭借水的作用托浮，而是依靠大气的力量支撑。反映浑天说思想，又含有宣夜说的成分。《素问·宝命全形论》说："天覆地载，万物悉备，莫贵于人。人以天地之气生，四时之法成。"有盖天说的成分，但主要是强调"气"的作用，因而含有宣夜说思想。可以说《内经》的宇宙结构观主要是浑天说与宣夜说。

（二）《内经》宇宙结构学说的医学意义

《内经》认为太虚大气托举大地是由于太虚大气形成了天地，按不同性质将太虚大气分为两大类，即阴气和阳气，并由阴阳二气形成了天地。所谓"积阳为天，积阴为地"，"阳化气，阴成形"，"清阳上天，浊阴归地"（《素问·阴阳应象大论》），说明天是清阳的聚积，由于阳气轻清，升散飞扬，不停地运动，因而没有形体；地是浊阴的堆积，由于阴气重浊，沉降凝结，静而固守，因而累积的阴气成了具有形体的大地。

由于《内经》强调大气贯穿于宇宙各处，包括人体内之脏腑经络，因而在它推步气的周日运行即推步太阳周日运行时，自然地将人体与宇宙结构联系起来，将人体气血运行与日行二十八宿直接联系起来。其太虚大气的运行规则不仅用以描述昼夜进程、四季进程，而且用以描述对人的影响。《内经》认为"人以天地之气生"，太虚大气形成了天地和人，太虚大气不仅作用于大地，而且作用于人。作用于大地的寒暑燥湿风火六种阴阳程度不同的气也作用于人。以此推测人体得病的情况。

《内经》对天文现象的描述，往往带有占星术色彩。如《灵枢·九宫八风》

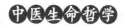

的九宫图与西汉太乙九宫占盘格局大体一致。古代占星术用于医学，它不是从原始的前兆迷信中产生的，而是由具有丰富天文、气象知识的医学家创造出来的。其中有一部分古天文、历法、气象知识，也有一部分具有必然因果联系的征兆观，因而反映了人与自然密切相应的观点，这些都是我们应当继承的。

二、《内经》的天球思想及其医学意义

《内经》的天球思想与浑天说、宣夜说的宇宙观思想有密切关系。

中国天文学家假想天球上存在一些点和圈，把地球轴线无限延长的线与天球的交点称天极，其中在北方上空与天球的交点称北天极；地球赤道无限延长的平面与天球相交的大圆圈称天赤道；地球公转轨道平面无限延长与天球相交的大圆圈称黄道；地平面与天球相交的大圆圈称地平圈。天赤道从东向西划分为十二个方位，以十二地支标记，称十二辰。十二辰以正北为子，向东、向南、向西依次是丑、寅、卯、辰、巳、午、未、申、酉、戌、亥。正北为子，正东为卯，正南为午，正西为酉。《灵枢·卫气行》所说的"子午为经，卯酉为纬"即指此而言。天球上有了这些基本的点和圈，天体的视位置和视运动才能够得到精确的表述。

《内经》认为天球是一个以地球为中心的球形太空，这个天球不是宇宙的界限，但是它的"存在"对于观察天体的视位置和视运动客观上提供了行之有效的天文背景。由于地球自西向东自转和公转，故《内经》所涉及的天体在天球上呈现出两类运动：天球的周年视运动，其中二十八宿在赤黄道带、北斗七星在恒显圈内自东向西左旋，日月五星在黄道自西向东右旋；全部天体的周日视运动，自东向西左旋。

（一）日月的运动及其医学意义

1. 日月的运动

对于日、月和五星的运动，《素问·天元纪大论》表述为"七曜周旋"

的形式。七曜，即日、月和五星。七曜周旋，是指古人站在地球上所见到日、月、五星等天体在黄道上的视运动。

太阳的视运动有周日视运动和周年视运动两种。太阳的周日视运动自东向南向西左旋，太阳的周年视运动自西向南向东右旋。《内经》对太阳视运动的描述是和昼夜四时相联系的，例如《灵枢·卫气行》所说的"昼日行于阳二十五周，夜行于阴二十五周"，是说太阳的周日视运动；《素问·阴阳应象大论》所说的"天有八纪"，是指太阳的周年视运动中，太阳在黄道上的立春、春分、立夏、夏至、立秋、秋分、立冬、冬至八个不同的位置而言。

月亮在空中的周期运动有两种，一种是月相的朔弦望晦变化，称朔望月周期；另一种是月球在恒星背景中的位置变化，即月球绕地球公转一周的运动，称恒星月周期。对于朔望月，《素问·八正神明论》提到"月始生""月廓满""月廓空"的月相盈亏盛衰变化。《灵枢·岁露论》说"故月满则海水西盛""月廓空则海水东盛"，已经认识到月亮是引起潮汐的主要因素。对于朔望月周期，《内经》没有明确论及，但《素问·六节藏象论》有"大小月"的记载。对于恒星月周期，《素问·六节藏象论》仅仅提供了"日行一度，月行十三度有奇焉"的数据。"月行十三度有奇"，即月亮每日在周天运行的度数。《内经》以周天为 $365\frac{1}{4}$ 度，每日行 $13\frac{7}{19}$ 度，则恒星月周期应该是

$$365\frac{1}{4} \div 13\frac{7}{19} = 27.32 \text{ 天}。$$

2. 日月的医学意义

《灵枢·岁露论》说："人与天地相参也，与日月相应也。"说明日月与人有密切关系。日的医学意义，首先表现在太阳的能量对人体阳气的影响上。《素问·生气通天论》说："阳气者，若天与日，失其所则折寿而不彰。故天运当以日光明。是故阳因而上，卫外者也。"人体的阳气，就像天空中的太阳一样，具有维持生命机能、保卫机体和抗御外邪的作用。其次是周日视运动

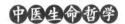

促使人体形成相应的生理节律。该篇又说："故阳气者，一日而主外，平旦人气生，日中而阳气隆，日西而阳气已虚，气门乃闭。是故暮而收拒，无扰筋骨，无见雾露，反此三时，形乃困薄。"平旦、日中、日西、日暮，是太阳周日视运动的不同位置所确立的昼夜时间。当人体处在太阳周日视运动确立的不同时间时，人体中的阳气也随太阳所布阳气的变化而变化，白天阳气活跃于外，晚上阳气收敛于内。当阳气拒守于内时，不要扰动筋骨，不要接近雾露，避免邪气的侵袭，这是养生所必须注意的基本法则。

月的医学意义，主要体现在月对人的相关影响上。首先，月相盈亏的变化对人体血气、肌肉、经络的生理活动产生周期性的影响。《素问·八正神明论》说："月始生则血气始精，卫气始行。月廓满则血气实，肌肉坚。月廓空则肌肉减，经络虚，卫气去，形独居。"《灵枢·岁露论》进一步提出："月满则海水西盛，人血气积……至其月廓空则海水东盛，人气血虚。"从月相盈亏、月亮对地球的引潮现象考察了月对人的生理作用。其次，月相盈亏对人的发病有影响。《灵枢·岁露论》的认识是：月满之时"肌肉充，皮肤致，毛发坚，腠理郄，烟垢著。当是之时，虽遇贼风，其入浅不深"；至其月廓空之时，"其卫气去，形独居，肌肉减，皮肤纵，腠理开，毛发残，膲理薄，烟垢落。当是之时，遇贼风则其入深，其病人也卒暴"。临床诊治疾病或判断预后时，应该结合天时月相。为此，《灵枢·岁露论》提出了"乘年之衰，逢月之空，失时之和"的"三虚"原则，逢三虚，则发病急暴，"其死暴疾"。《素问·至真要大论》也指出"遇月之空，亦邪甚也"。再次，月相盈亏影响治疗效果。《内经》对此论述颇多。《素问·八正神明论》指出：针刺的治疗原则是"月生无泻，月满无补，月郭空无治"。因为"月生而泻，是谓脏虚；月满而补，血气扬溢，络有留血，命曰重实；月郭空而治，是谓乱经"。针刺的具体手法中"以气方盛也，以月方满也，以日方温也"，故要"泻必用方"。对于针刺的用穴数也有明确的规定。《素问·刺腰痛》说："以月生死为痏数。"王冰注曰:"月初向圆为月生,月半向空为月死,死月刺少,生月刺多。《素问·缪刺论》曰:月生一日一痏,二日二痏。渐多之,十五日十五痏,十六日十四痏,渐少之。"

(二)五星的运动及其医学意义

1. 五星的运动

五星指金、木、水、火、土五星,《内经》又称太白、岁星、辰星、荧惑、镇星。五星的视运动指观察者从地球上观察行星在天球上的位置移动。《素问·气交变大论》论述了五星的视运动,认识到行星的视运动有徐、疾、逆、顺、留、守的运动变化规律,有"以道留久,逆守而小""以道而去,去而速来,曲而过之""久留而环,或离或附"三种运动轨迹,还论述了五星的亮度与颜色的变化,认为五星在运动轨迹的各个位置上,亮度和大小有着不同的变化,尤其是地外行星在冲前后,也就是逆行时,往往显得最亮。

2. 五星的医学意义

《内经》认为,天上的五大行星是金、木、水、火、土五行应天之气的表征,直接影响到人的五脏,《素问·金匮真言论》说"东方青色……其应四时,上为岁星";"南方赤色……其应四时,上为荧惑星";"中央黄色……其应四时,上为镇星";"西方白色……其应四时,上为太白星";"北方黑色……其应四时,上为辰星"。意为五大行星是由五行之气化成的。《内经》还认为,岁运和五大行星视运动有关。《素问·气交变大论》说:"岁运太过,则运星北越;运气相得,则各行以道。"岁运太过,则主岁的运星向北偏行;如果没有太过与不及,就在正常轨道上顺行。不仅如此,岁运还与五大行星颜色的变化有关。该篇还说:"故岁运太过,畏星失色而兼其母;不及,则色兼其所不胜。"五大行星的颜色有正常、兼其母和兼其所不胜三种颜色。所谓兼其母的颜色,如岁星为木行的青色,兼有水行的青黑色;所谓兼其所不胜的颜色,则兼有金行的白色。显然,这三种颜色都与岁运有关系,体现

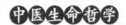

了五星对医学有影响。

（三）北斗星及其医学意义

1. 北斗星

北斗星由北方天空恒显圈内天枢、天璇、天玑、天权、玉衡、开阳、摇光七颗较亮的恒星组成，古人用假想的线把它们连接起来，像酒斗的形状，所以称为北斗。其中天枢、天璇、天玑、天权四星组成斗身，叫斗魁，又称璇玑；玉衡、开阳、摇光三星组成斗柄，叫斗杓，又称玉衡。天枢、天璇两星之间划一条连线并延长五倍处，便是北极星，北极星又称"北辰"，是北方的标志。北极星居中，北斗星自东向西运转于外，旋指十二辰。北斗星主要用来指示方向，确定时节。

《内经》中多处提到北斗星和北极星的名称。《灵枢·九宫八风》有"太一""招摇"的记载，"太一"即指北极星，"招摇"指北斗星的斗柄。《素问·天元纪大论》还有"九星悬朗"的说法。公元前 2000 年前，北斗星靠近北极，北斗七星连同斗柄延伸下去的玄戈（牧夫座 λ）、招摇（天龙座 λ）都在恒显圈内，故称"九星悬朗"。《内经》还有北斗星围绕北极星回转不息的描述，如《灵枢·九宫八风》叙述了"太一"依次移居九宫，实际上说明北斗星围绕北极星回转不息，旋指十二辰的运动。

2. 北斗星的医学意义

首先，以北斗指向推知四时阴阳变化来解释六经证候的病理机转。例如《素问·脉解》说："太阳所谓肿腰脽痛者，正月太阳寅，寅太阳也，正月阳气出在上而阴气盛，阳未得自次也，故肿腰脽痛也。"正月为一年之首，太阳为诸阳之首，故正月属于太阳，而月建在寅，是阳气升发的季节，但是阴寒之气尚盛，阳气当旺不旺，病及于经，所以腰肿、臀部疼痛。其次，以北斗指向推知四时气候变迁、八方气象变化对人体的影响。例如《灵枢·九宫八风》说："太一移日，天必应之以风雨，以其日风雨则吉，岁美民安少病矣。

先之则多雨，后之则多汗（旱）。"太一从一宫转向下一宫的第一天，也就是交换节气的日子，如果风调雨顺，则年景必然谷物丰收，民众安居，很少疾病。假若交节之前有风雨，是气候有余，就会多雨；假若交节之后多风雨，是气候不足，就会多旱，雨、旱天气人就多病。

（四）二十八宿及其医学意义

1. 二十八宿

古天文学为了观测日、月、五星的运行确认了二十八群恒星标志，称为二十八宿。二十八宿不仅和四象结合，并且和五色、五方、五行相结合。东方苍龙，包括角、亢、氏、房、心、尾、箕七宿；南方朱雀，包括井、鬼、柳、星、张、翼、轸七宿；西方白虎，包括奎、娄、胃、昴、毕、觜、参七宿；北方玄武，包括斗、牛、女、虚、危、室、壁七宿。《内经》中已有记载。《灵枢·卫气行》说："天周二十八宿而一面七星，四七二十八星，房昴为纬，虚张为经。"二十八宿的划分，主要是以土星的视运动作为依据的。《素问·八正神明论》说："星辰者，所以制日月之行也。"这个"制日月之行"的星辰就是分布在赤黄道上的恒星群。此外，又根据木星十二年一周天，每年行经一次，在赤黄道上自西向东把二十八宿重新划归为十二次。十二次的名称是星纪、玄枵、娵訾、降娄、大梁、实沈、鹑首、鹑火、鹑尾、寿星、大火、析木。十二次是以牛宿所在的星纪作为首次。十二次与二十八宿具有对应的关系。此外，二十四节气与十二次的形成有着渊源关系，二十四节气产生于十二次。

2. 二十八宿的医学意义

首先，依据二十八宿确立人身经脉长度、营卫行度，《灵枢·五十营》说："气行十六丈二尺，气行交通于中，一周于身，下水二刻，日行二十五分。"根据日行二十八宿，经过十二时辰，水漏下一百刻，卫气行身五十周，呼吸一万三千五百息及一息脉行零点六尺的基本数据，推算人身二十八脉的

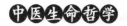

总长度为十六丈二尺，日行一宿卫气行度为一点八周、水下一刻卫气行度为零点五周。其次，根据二十八宿确立十干统运原则。十干统运，又称中运、岁运，通主一年的气运，是推算客运的基础。十干统运的规律是"甲己之岁，土运统之；乙庚之岁，金运统之；丙辛之岁，水运统之；丁壬之岁，木运统之；戊癸之岁，火运统之"（《素问·天元纪大论》）。古人仰观天象，发现丹天、黅天、苍天、素天、玄天五色之气横贯周天二十八宿，而二十八宿又与天干地支方位对应，根据五色之气所在的宿位便可以确定十干统运的原则。

《内经》是以虚宿为冬至，反映的是夏代的天象。《素问·脉解》说："太阴子也，十一月万物皆藏于中。"张介宾注："阴极于子，万物皆藏，故曰太阴子也。""一阳下动，冬至候也。"（《类经·疾病类》）根据"子午为经"和"虚张为经"的说法，《内经》的冬至点是在虚宿。根据《内经》的天象，二十八宿、十二次、二十四节气具有反旋的对应关系。

《黄帝内经》历法医学思想①

把年、月、日、时等计时单位按照一定的法则进行编排以便记录和计算较长的时间序列，这种法则叫历法。年、月、日等时间需要借助天体的运动测定，而天体的运动只有在恒星的背景上才能被显现出来。制定历法也必须以恒星背景作为时间标尺。为了提供太阳运行的准确标尺，古天文学又把十二次与二十八宿的具体星象分开，按照木星实际运行的度数将天球赤黄道带自西向东划分为十二次。从按具体星象区划天空上升到按无形的标志点均匀区划天空，从而使抽象的天度和十二次开始具有时间标尺的作用，并使年、月、日的计算进入量化的阶段。至此，观象授时退出历史舞台，历法的时代真正到来。

古人以昼夜交替的周期为一"日"，以月相变化的周期为一"月"（现代叫作朔望月），以寒来暑往的周期亦即地球绕太阳一周的时间为一"年"（现代叫作太阳年）。以朔望月为单位的历法是"阴历"，以太阳年为单位的历法是"阳历"。我国古代的历法不是阳历，也不是纯阴历，而是阴阳合历。我国夏代已产生天干十进制记日法，殷商已使用干支记日法、朔望记月法，战国有古六历（古四分历），西汉有太初历、三统历，东汉有四分历（后汉四分历）。

一、《内经》五运六气历

《内经》采用四分历，并发明了五运六气历。四分历以一回归年等于

---

① 原载于《内经讲义》，王洪图主编，人民卫生出版社，2002年8月出版。

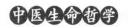

$365\frac{1}{4}$日，因岁余$\frac{1}{4}$日而得名。四分历又用朔望月来定月，用闰月的办法使年的平均长度接近回归年，兼有阴历月和回归年双重性质，属于阴阳合历。以岁实（也叫岁周，相当于回归年）为$365\frac{1}{4}$日，朔策（也叫朔实，相当于朔望月）为$29\frac{499}{940}$日，岁余$\frac{1}{4}$日，通过置闰月调整岁实与朔策的长度，是一种既重视月相盈亏，又照顾二十四节气，年、月、日均依据天象的历法。《内经》实行的也是四分历，实际采用岁实为$365\frac{1}{4}$日的数据。其中的太阳历又有二十四节气与气候、物候变化相符，以表示一年之中生物的生化节律。《内经》的历法不仅具有岁实$\frac{1}{4}$这个斗分，而且是以建寅为正，与《历术甲子篇》的四分法一脉相承。

值得重视的是，《内经》还独创了"五运六气历"，它也属于阴阳合历，以天干地支作为运算符号进行推演，阐明六十甲子年中天度、气数、气候、物候、疾病变化与防治规律，从时空角度反映天地人的统一。《内经》运气历采用十天干与十二地支相配以记年、月、日、时的方法，以十天干配合五运推算每年的岁运，以十二地支配合六气推算每年的岁气，并根据年干支推算六十年天时气候变化及其对人体生命活动的影响。

五运六气历划分的原则是"分则气分，至则气至"，表示气数与天度相对应。五运六气历将一年分为六步，也称六气。每一步气占二十四节气中的四个节气。每年的六步气是：第一步气始于大寒，历经立春、雨水、惊蛰；第二步气始于春分，历经清明、谷雨、立夏；第三步气始于小满，历经芒种、夏至、小暑；第四步气始于大暑，历经立秋、处暑、白露；第五步气始于秋分，历经寒露、霜降、立冬；第六步气始于小雪，历经大雪、冬至、小寒。然后又进入次年第一步气大寒。由上述六步气中二十四节的分布可以看出，各步气的起始点均为中气,第二和第五步气正是春分和秋分。春分是第一步气与第二步气的分界,秋分是第四步气与第五步气的分界。如果将第一步气至第三步气看作上半年,第四步气至第六步气看作下半年,则第二步气和第五步气分别为上半年和下半年的中间,春分和秋分二分点就分别是上半年和下半年的分界线,这叫作"分则气分"。二十四节在六步气的分布中上半年阳气当令时,阳气鼎盛的极点是夏至;下半年阴气当令时,阴气鼎盛的极点是冬至。夏至和冬至分别为阴气生长和阳气生长的起点,说明"至"是阴阳气到了极点。这叫作"至则气至"。至点不在第三步气和第六步气的最后,而居于中间,这表示了这两步气是阴阳二气由小至极而又返还的标志点。

五运六气历的每一步气占四个节气的长度,大约是 60 天,其所以取大率六十天的理由是与六十干支有一种对应关系。《素问·六节藏象论》中说:"天以六六为节,地以九九制会。天有十日,日六竟而周甲,甲六复而终岁,三百六十日法也。"实际上是将太阳在天球上的视运行转化为气的运行,气的运行按《周易·系辞传》所说"变动不居,周流六虚"分为六步。

二、《内经》历法的医学意义

《内经》五运六气历认为,作用于大地的寒暑燥湿风火六种气,不是完全"迟疾任情"的,而是分为有规则的六步。六步气与五行相配应:厥阴配风木,少阴配君火,太阴配湿土,少阳配相火,阳明配燥金,太阳配寒水。这样六步配上五行,就形成了一个五行相生的节令推移规则,这就完成了一年太虚大气对大地作用的运转,反映了太阳周年视运动的过程。五运和六气相配合按照其属性关系可分为相生、相克、同化等,就同化而言,又有太过、不及、同天化、同地化等差别。《内经》五运六气历的主要目的是根据气候变化规律推知对人体的影响。如:由客主加临可推测该年四时气候变化是否正常、人体是否得病。其奥秘在于观察客主加临的五行生克。如客主之气五

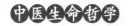

行彼此相生或相同，称为"气相得"，则气候和平，人不病；如客主之气五行相克，称为"不相得"，则气候反常，人体致病。依据司天、在泉之气，可预测生物得胎孕或不孕、人体发病或不病。如岁厥阴司天之年。人们多病胃脘心部疼痛，上撑胀两胁，咽膈不通利，饮食不下，其病的根本在于脾脏，如果冲阳脉绝，则是死证，不能救治。又如《灵枢·九宫八风》的八方之风，其中"虚风"成为中医病因学说的内容之一。以黄道标度日月运行节律，将黄道划分为不同的节点系统，这些节点是太阳在黄道上的特征位置，用以司天地之气的分、至、启、闭，由此定出四时、八正、二十四节气历法，反映天地阴阳之气消长气数和生命活动的节律，推测人体脏腑气血盛衰变化规律。

《内经》历法包含着对日、月、年时间节律的认识，为人体生命节律的研究奠定了坚实的科学基础。人体的生命活动存在于时空之中，与时间节律有着密切的联系，表现出生命活动的日节律、月节律和年节律。对此，《内经》有精辟的论述。例如，人体生命活动的日节律，《素问·生气通天论》有"故阳气者，一日而主外，平旦人气生，日中而阳气隆，日西而阳气已虚，气门乃闭"的描述；人体生命活动的月节律，《素问·八正神明论》有"月始生，则血气始精，卫气始行；月廓满，则血气实，肌肉坚；月廓实，则肌肉减，经络虚，卫气去，形独居"的描述；人体生命的年节律，《素问·四气调神大论》有"夫四时阴阳者，万物之根本也。所以圣人春夏养阳，秋冬养阴，以从其根。故与万物沉浮于生长之门"的描述。"以从其根"道出了历法对医学理论的重要意义。

《黄帝内经》"气－阴阳－五行"论①

"气""阴阳"五行"是中国古代哲学的重要范畴，被中国古代多数哲学家用来说明宇宙的本原、事物的构成及变化规律。《内经》(《黄帝内经》的简称) 采用 "气" "阴阳"五行"的范畴和 "气－阴阳－五行" 模型说明人体生命的本质动力、生理功能、病理变化及诊断治疗。可以说 "气－阴阳－五行" 是中医学的理论基础和哲学指导。

一、"气－阴阳－五行" 的来源

（一）气的来源

"气" 字甲骨文中已经出现，原指气体状态的存在物，如云气、蒸气、烟气及风等。"气" 的抽象概念在古籍文献中最早见于《国语·周语》。西周末期，周幽王二年 (公元前 780 年)，三川皆地震，伯阳父解释说："夫天地之气，不失其序，若过其序，民乱之也。阳伏而不能出，阴迫而不能烝，于是有地震。" 这里的 "气" 指天地之气、阴阳之气，已演变为一个抽象的具有哲学意味的概念。

春秋时代，老子、孔子都讲过 "气"。《老子》说："万物负阴而抱阳，冲气以为和。" (《老子·四十二章》) 这里的 "气" 是一个哲学概念，"冲气" 就是阴气与阳气的调和、和合。战国时期，《孟子》《管子》《庄子》《荀子》都讲 "气"，而且大都是从哲学上讲的。集先秦诸子之大成的《易

---

① 原载于《内经讲义》，王洪图主编，人民卫生出版社，2002 年 8 月出版。

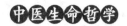

传》，提出了"气"化生万物："精气为物，游魂为变。""天地氤氲，万物化醇；男女媾精，万物化生。"（《易传·系辞传》）"二气感应以相与……观其所感而天下万物之情可见矣。"（《易传·咸·彖传》）认为天下万物皆由阴阳二气相感交合而生成。在汉代，"气"已是一个重要的哲学范畴。

（二）阴阳的来源

"阴阳"观念起源很早，大约在上古农耕时代。上古时代人们观察日月之象，昼夜、阴晴、寒暑变化，发现大量相反相对现象，又在农业生产中发现向阳者丰收、背阴者减产等现象，殷、周时期，人们就总结出"相其阴阳"的生产经验。最早记载阴阳观念的是《易经》。《易经》大约成书于西周前期，由六十四卦卦爻象符号系统与六十四卦卦爻辞文字系统组成。其最基本的符号是"两爻"："—"和"－－"，反映了上古先哲的阴阳观念。在卦爻辞文字中，也有大量的表示阴阳对立的词语，如乾坤、泰否、剥复、损益、既济未济等卦名，还有吉凶、上下、大小、往来等卦爻辞词语。可见至迟在殷、周之际，阴阳观念已相当成熟。从《尚书》《诗经》等古籍看，也反映了阴阳的观念。

突破原始意义而开始具有哲学意义的"阴阳"概念出现在《国语》《左传》中。据《国语·周语》的记载，"阴阳"概念的出现至迟是在西周末年。周宣王即位（公元前827年），卿士虢文公劝诉宣王不可废除籍田仪式，其中以"阴阳"二气解释土地解冻、春雷震动的原因："阴阳分布，震雷出滞。"（《国语·周语上》）周幽王二年（公元前780年），太史伯阳父以"阴阳"二气解释地震："阳伏而不能出，阴迫而不能烝，于是有地震。"（《国语·周语上》）可见，西周末年的"阴阳"已抽象为具有普适意义的"二气"。到了春秋战国时期，儒家、道家、墨家、法家、兵家、杂家都普遍使用"阴阳"概念。道家的创始人老子是第一个真正将"阴阳"提升为哲学范畴的哲学家。战国时期更出现了专论"阴阳"的阴阳家，以邹衍为代表的阴阳家不仅融合了阴阳学说与五行学说，而且以阴阳五行解释季节变化和农作物生长，解释王朝的更替、政治的兴衰。

将"阴阳"思想更加系统化、理论化，并达到空前水平的是战国时期成书的《易传》。《易传》将"阴阳"提升到哲学本体论层面，并明确提出"一阴一阳之谓道"的命题。可以说《易传》是我国第一部系统论述阴阳哲学的专著。

（三）五行的来源

"五行"说起源于殷商时代，当时出现了"四方"观念，甲骨文中有"四方"和"四方风"的记载，从中央看四方乃是殷人的方位观。殷商大墓和明堂中有大量的表示五方图案的构造。"五行"概念的真正出现是在周代。春秋时代出现五行相胜学说。战国时代出现五行相生学说、五行与阴阳配合学说，此时五行已成为一种宇宙模型被广泛运用；到了汉代，阴阳五行已共同成为神圣不可更改的世界观、方法论，并一直延续到清末。

从现存文献看，最早记载"五行"概念的是《尚书》，《尚书》有两篇文献中提到"五行"一词，一篇是《夏书·甘誓》，一篇是《周书·洪范》；另一篇文献《虞书·大禹谟》提到了"五行"的具体名目。先秦古籍《逸周书》也提到了"五行"，并有五行相胜的记载。《左传》《国语》中记载了大量的有关"五行"的言论或事件。先秦诸子如《孙子》《墨子》《管子》等均有关于"五行"的记载。子思和孟子"案往旧造说，谓之五行"（《荀子·非十二子》）。邹衍第一次把阴阳说和五行说结合起来，用阴阳消长的道理来说明五行的运动变化，构成阴阳五行说。并提出"五德终始"（又称"五德转移"）说，用五行相胜的过程解释社会历史的发展。汉代是阴阳五行学说被泛化和神学化的时代，汉武帝时，董仲舒将阴阳五行由对自然现象的认识模型一跃而变成对社会政治的说理工具。可以说两汉时期重要的学术著作几乎都涉及五行。

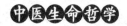

二、"气 - 阴阳 - 五行"的内涵及其关系

(一) 气的内涵

从字义上看，"气"主要指风、云、雾等自然界的气体存在物。《说文解字》说："气，云气也，象形。"也指精良的粟米，引申为物之精华，即"精气"。

作为一个哲学概念，"气"主要有以下意义：

1. 气是天地万物的本原，是生命的基本条件。《素问·阴阳应象大论》说："清阳为天，浊阴为地。""天有精，地有形，天有八纪，地有五里，故能为万物之父母。"清阳和浊阴是气的两种形式，阴阳二气不仅产生天地，而且产生万物，包括人，《素问·宝命全形论》说："人以天地之气生。"

2. 气是无形的客观存在。《素问·六微旨大论》认为气的升降出入，表现为"无形无患"。气无形但气聚为有形。《素问·六节藏象论》说："气合而有形。"

3. 气是天地万物感应的中介。物体与物体之间充满了气，每一个物体内部也充满了气，充斥于天地万物之间的气是联系天地万物的中介，也是联系每一物体内部各部分的中介。万物以气为中介，相互感应，相互融和。正因为有了气，所以天地万物才成为一个合一的整体，每一个事物才成为一个内部互有关联的整体。

(二) 阴阳的内涵

从字义上看，"阴阳"指阳光照射不到的地方与阳光照射到的地方。《说文解字》说："阴，阇也。水之南、山之北也。""阳，高明也。"段注："山南曰阳。"从《尚书》《诗经》中"阴""阳"的意义看，大部分取此义。

作为一个哲学概念，"阴阳"主要指事物相对、相反但又合和、统一的属性。老子将万物看成"负阴而抱阳"，万物具有阴阳合抱的属性。《管子》

《庄子》进一步将阴阳与动静相联系，发挥"阴阳"的属性含义。而真正完成并普遍使用"阴阳"属性含义的是《易传》。《易传》"阴阳"虽也指日月、天地、乾坤等有形实体，但更多的是指刚柔、进退、往来、动静、阖辟、寒暑、伸屈、尊卑、吉凶、贵贱、险易、大小、得失、远近、健顺等相对属性。"阴阳"往往与"气"连用，表明阴阳是两种无形的"气"。

阴与阳的关系主要有：阴阳互根、阴阳互动、阴阳互制、阴阳消息、阴阳交感、阴阳转化、阴阳争扰、阴阳胜复等。

（三）五行的内涵与关系

"五行"的最初意义指"五材"，即木、火、土、金、水五种具体的、基本物质材料。《尚书·洪范》首次将五行称为水、火、木、金、土，《左传》《国语》常将"地之五行"与"天之三辰""天之六气"相并称。作为哲学概念，"五行"主要指"五性"，即润下、炎上、曲直、从革、稼穑五种基本功能属性，这是《尚书·洪范》首次规定的。后世对五行的解释基本上没有偏离《洪范》的这种属性规定。归纳五行的基本意义为：水，表示有润下、寒冷属性和功能的事物或现象；火，表示具有炎热、向上属性和功能的事物或现象；木，表示具有生发、条达、曲直属性和功能的事物或现象；金，表示具有清静、肃杀、从革属性和功能的事物或现象；土，表示具有生养、化育属性和功能的事物或现象。后又被用于表示"五伦"即仁、义、礼、智、信（圣）五种道德伦常，"五类"即木、火、土、金、水五种分类原则。

五行之间的关系主要有生克、乘侮、胜复、制化等。

三、"气－阴阳－五行"的特性

"气－阴阳－五行"不仅是《内经》重要的概念范畴，而且是《内经》最基本的思维模式。

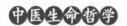

（一）"气－阴阳－五行"模型的特性

1. 功能性

"气－阴阳－五行"是中国古代认识宇宙生命现象的思维模型，表示的是关系实在、功能实在，而不是物质实体、形态实体。虽然"气""阴阳""五行"最早都表示特定的物质实体，但当它一旦成为一种思维模型，一旦成为一个哲学范畴，并被中医广泛运用时，它就不再是指有形态结构的物质、实体。如"气"已经从云、风、雾等有形可感的实物转变为无形的抽象概念。"气"原本有两种状态：一种是凝聚的、有形的状态，分散细小的气凝聚为看得见摸得着的实体；一种是弥散的、无形的状态，细小分散的气由于不停地运动弥散而看不见摸不着。有形的气习惯上称为"形"，无形的气习惯上称为"气"。"气"具有超形态性，气非形却是形之本。"阴阳"从单纯指背阴、向阳的实体转变为抽象的功能属性。"阴阳"上升为哲学概念以后，已不再单纯指背阴、向阳的实体，而是指两种相反、相对的功能属性：凡具有推动、温煦、兴奋、发散、上升的功能，则属于"阳"；凡具有静止、寒冷、抑制、凝聚、下降的功能，则属于"阴"。"五行"从五种实体的元素材料转变为五种基本功能属性。"气－阴阳－五行"作为一种模型，从物质实体转变为关系实在、功能实在。

2. 互换性

"气－阴阳－五行"是一个三级合一的思维模型，三者之间具有互换性。从气的角度看，阴阳是二气，五行是五气；从阴阳角度看，气是阴阳的未分状态，五行是阴阳的分化状态。气－阴阳－五行是一个逐渐生成和分化的过程，是三个不同的层次。气生阴阳，阴阳生五行。《周易·系辞传》说："易有太极，是生两仪，两仪生四象，四象生八卦。"太极（气）生两仪（阴阳）为第一级划分，阴阳生四象（太阳、太阴、少阳、少阴）为第二级划分，四象生八卦为第三级划分。《内经》根据人体的实际情况对阴阳做了有限的划分，其中"三阴三阳"是中医的发明。从某种意义上说，五行也是阴阳所化生。

3. 普遍性

"气-阴阳-五行"是一个具有普遍性的思维模型，万事万物都适用于这一模型。它们无处不在，无时不有。分而言之，"气"至大而无外、至小而无内，充满宇宙万物之中，《庄子·知北游》说："通天下一气耳。"气不仅生成万物，而且充斥万物生长化收藏的整个过程当中，连贯而不间断。阴阳和五行作为两种与五种有关联的气同样也是普遍存在的，天地万物皆涵阴阳五行之气；同时阴阳五行作为特殊的分类方法，可以运用于世界万事万物。

（二）"气""阴阳""五行"概念的特性

作为单个的医学哲学概念，"气""阴阳""五行"除了都具有功能性、超形态性、普遍性外，又有各自的特性。

1. "气"的运动性与渗透性

哲学意义上的"气"已与"形"分立，"形"是有形的、静态的，"气"则是无形的、动态的。"气"具有运动不息、变化不止、连续不断的特性。气的运动有升降出入等形式。气的运动称为气机，气机必然产生各种变化，从而化生天地万物，称为气化。气化学说经历了精气与元气两个发展阶段。气机与气化的关系：气机是气化的前提，气化是气机的结果。没有气的运动就没有气的化生，没有气的化生就没有世界万物的运动变化。气无形质而可以渗透、贯穿到一切有形质的事物之中，无处不入，无时不入；同时气又可以吸收其他事物的成分而组成各种各样的气，如阳气、阴气、天气、地气、风气、云气等。

2. "阴阳"相对性

事物的阴阳属性是相对的，不是绝对的。具体表现为：一是阴阳要随着比较标准的改变而改变。阴阳是通过比较而确定的，单一方面无法定阴阳，

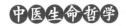

没有比较标准也不能定阴阳，比较的标准不同，做出的阴阳判断也不同。如以 0℃ 水为标准，则 −1℃ 水是阴，1℃ 水是阳；如以 10℃ 水为标准，则 1℃ 水为阴，11℃ 水为阳。二是阴阳要随着关系的改变而改变。阴阳并不是实体，也不是事物所固有的本质，阴阳表示的是事物之间的关系。如在男与女这组关系中，男是阳，女是阴；而在父母与子女这组关系中，母（女）则为阳，子（男）则为阴。三是阴中有阳、阳中有阴。因为阴阳是层层可分的，阴阳中复有阴阳。如昼为阳、夜为阴；昼中上午为阳（阳中之阳）、下午为阴（阳中之阴），夜中前半夜为阴（阴中之阴）、后半夜为阳（阴中之阳）。

3."五行"的时序性

五行常用来表示五类事物之间的排列次序和变化过程。《尚书·洪范》说："一曰水，二曰火，三曰木，四曰金，五曰土。"这种次序被后世用来说明事物发展的节律和周期。然而五行次序并不是固定的，在不同著作中往往有不同的次序，甚至同一部著作在不同篇章中也会出现不同的五行次序，如《管子》《黄帝内经》等。不同的五行次序往往反映不同的宇宙发生观、事物运动周期观。五行的排列次序大多数书上并没有标明"一二三四五"的次序。从各种五行次序看，有的用的是相生次序，有的用的是相克次序，有的则混杂不一。五行的次序往往与社会历史、一年四季等配合，用来说明各自的循环周期、兴衰变化节律。

四、"气 − 阴阳 − 五行"在建构中医学体系中的作用

"气 − 阴阳 − 五行"在《内经》中有的是哲学概念，有的是医学概念，更多的则是医学哲学相混合的概念，这些概念范畴在建构中医学体系中起到重要作用；"气 − 阴阳 − 五行"还是《内经》最重要、最基本的思维模型，这一模型被广泛运用于说明人体生命的生成与活动、人体生命的功能结构、病理变化、疾病的诊断与治疗。

（一）人体生命的生成与活动

《内经》用"气"说明人体生命的本原和生成。如《素问·宝命全形论》说："人生于地，悬命于天。天地合气，命之曰人。"从本体论层面说明"气"是人的总体来源。从个体生成层面上说，生命的直接来源是父母阴阳两精的结合，父母精血被称为先天之精气，如《灵枢·天年》说："人之始生……以母为基，以父为楯。"人既生之后，其发育、成长、生存所需的物质能量，则要依靠水谷精微及大气，称之为后天之精气。《素问·六节藏象论》说："天食人以五气，地食人之五味。"《内经》认为正气、精气是生命活动的动力。人的五脏、六腑、形体、官窍、血、津液等生理功能活动，都必须在气的推动下进行，如肺司呼吸、脾主运化水谷精微、肝主疏泄气机等。

用阴阳思维模式说明人的生命活动，如《素问·六微旨大论》认为气化有升降出入四种形态，升降出入即是两对阴阳，"出入废则神机化灭，升降息则气立孤危。故非出入，则无以生长壮老已；非升降，则无以生长化收藏。是以升降出入，无器不有"。在正常情况下，气的"出"与"入"，"升"与"降"是相对的，相反而相成，是一种动态的有序的过程，从而保持了生命的正常、旺盛的活动。

用"气"说明人体生命的功能结构。《内经》将人体生命的功能结构看成各种"气"的作用。人有各种各样的"气"，仅就人体部位功能而言就有：脏腑之气（包括五脏之气、六腑之气），经络之气（如十二经气或真气），腧穴之气（腧穴又称气穴、气门），形体之气（形体上中下之气、头身四肢之气、筋脉肌皮骨各部之气），特定聚散分布之气（元气、宗气、营气、卫气），等等。

用"阴阳"说明人体组织结构与生理功能。《内经》以"阴阳"分析概括人的组织结构、人体整体和局部的生理功能及其物质、属性。就功能与物质而言，则功能为阳，物质为阴。就精与气而言，则精为阴，气为阳。就营

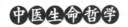

气与卫气而言，则营气为阴，卫气为阳。《内经》反复强调"生之本，本于阴阳"（《素问·生气通天论》），并把机体的正常状态称为"阴平阳秘""阴阳匀平"，不是指阴阳的绝对平衡，而是强调人体生命运动过程是一个阴阳制约、阴阳消长的过程，阴阳双方要达到动态的平衡、动态的和谐。

用五行说明人体五脏的生理功能。五行与五脏的配属经过了一个从经学到医学、从物质实体到功能实在的过程。《黄帝内经》采用五行－五脏的模式，将五行与五脏的功能属性做了规范和确定，以五行功能说明五脏的生理功能，从而打破了解剖学五脏的功能界线，上升为五大功能系统。五脏是一个中心，不仅将人体各种组织器官一一对应地联系在一起，而且将自然界的时间、空间、气味、色彩、味道等因素有机地联系起来，构成了一个天人相应、内外相通的功能网络。五脏的生理功能是依据五行的生克制化原理联系在一起的。五行－五脏之间的相生相克是双向的，正因为有这种双向联系，才使人体生理功能得以协调和正常。

（二）人体病理变化

用气机失调说明人体病理变化。如精气不足，称为气虚；气的升降出入运动不能保持协调平衡，称为"气机失调"。升多降少，谓之气逆；升少降多，谓之气陷。气的运动受阻，运动不利，称作"气机不畅"；气的运动受阻严重并在某些局部郁滞不通，称为"气滞"；气的外出运动太过，称作"气脱"；气的出入运动不及而结聚于内，称作"气结""气郁"，严重者称为"气闭"。气机失调，表现在脏腑上可见：脾失宣降，胃气上逆，脾气下陷，肾不纳气，肝气郁结，等等。

用阴阳盛衰说明人体病理变化。疾病的发生发展与正气、邪气有关。正气分阴阳——阴气与阳气；邪气分阴阳——阴邪与阳邪。在六淫邪气中，寒、燥、湿为阴邪，风、暑、火（热）为阳邪。以阴阳偏盛（胜）、阴阳偏衰概括病理病机。

用五行生克乘侮说明五脏病理变化。疾病传变分为两类：一是相生关系的"母病及子""子病及母"。如"水不涵木"证、"心肝血虚"证。二是相克关系的"相乘""相侮"，如"木旺乘土"证、"土虚水侮"证。此外，五行理论还用来说明五脏的发病与季节的关系、五脏发病的规律与预后的规律等。

（三）疾病的诊断与治疗

用气－阴阳说明疾病的诊断治疗。如以"阴阳"概括病变部位、性质及症状的属性，作为辨证的纲领。治疗疾病，就是调整失衡失调的阴阳，使之恢复到相对平衡的健康状态，故《素问·至真要大论》说："谨察阴阳所在而调之，以平为期。"阴阳学说还可用于分析归纳药物的性能、指导养生健体、预防疾病等各个方面。

用五行说明疾病的诊断治疗。如根据五色之间及色脉之间的生克关系，推断病情的轻重及疾病的预后。用于治疗，主要判断一脏受病涉及另一脏，依五行生克乘侮规律做出相应的调整，以控制其传变；根据五行相生原理确定虚则补其母、实则泻其子的治则和滋水涵木、益火补土等治法，根据五行相克原理确定抑强、扶弱的治则和抑木扶土、培土制水、佐金平木、泻南补北等治法。

形神一体　天人同源

——谈《黄帝内经》中的整体思维①

"天人合一"是整体思维的根本特点。所谓整体思维，就是以普遍联系、相互制约的观点看待世界及一切事物的思维方式。这种思维方式不仅把整个世界视为一个大的有机整体，世界的一切事物都是连续的、不可割裂的，事物和事物之间具有相互联系、相互制约的关系，而且把每一个事物的各部分又各自视为一个小的有机整体，部分作为整体的构成要素，其本身也是一个连续、不可割裂的整体，部分与部分呈现出多种因素、多种部件的普遍联系。认为天与人之间、事物与事物之间同源、同构、同序、同律。中国传统哲学，不论儒家还是道家，都强调整体思维。在长期的医学实践中，《内经》又将传统哲学的整体性思维具体化、科学化。

在整体思维指导下，《内经》建构了一个三才合一的整体医学模式，如《素问·阴阳应象大论》说："其在天为玄，在人为道，在地为化。化生五味，道生智，玄生神。"并以三才为经、五行为纬，论述天、地、人诸事物的类属及其相互关系。整体思维体现在《内经》藏象学说、病机学说、诊法学说、治疗学说、养生学说等各方面。归纳起来，主要有以下两点。

一、人体本身是一个有机联系的整体

《内经》将人体本身看成一个有机联系的整体，人体内部部分与部分之

---

① 原文载于《现代国企研究》2011 年第 4 期。

间既是连续的，不可割裂的，又是互相制约、互为作用的。《内经》将人体生命活动整体系统各部分、各要素（子系统）的有机联系归结为阴阳对立统一、五行生克制化、气机升降出入三种模式。用阴阳模式说明人体生命活动由相互联系、相互对立、相互制约、相互转化的两大类生理机能结构组成；用五行模式说明人体五脏功能活动是多级多路反馈联系的有机系统；用气机升降出入模式说明人不但与自然界交换物质、能量、信息，而且人体内部物质、能量与信息也是运动转化的。

《内经》认为在人生命活动中，人的生理、心理、躯体三者是有机联系的，即生命能力与躯体形骸之间、精神心理与躯体生理之间有着密切关系，提出了"形神一体"和"心身一体"的观念。在形态结构上，中医学认为人以五脏为中心，通过经络系统把六腑、五体、五官、九窍、四肢百骸等全身组织器官组合成一有机的整体，并通过精、气、血、津液的作用，完成机体统一的机能活动。在生理功能上，中医学认为人体的各个脏腑器官都是互相协调活动的，任何一个脏腑、器官、组织的活动都是整体机能活动不可分割的一部分，每个器官、组织在这个整体中既分工不同，又密切配合。在人体这个系统中，脏腑经络、形体官窍、精气神等要素之间具有相互作用的整体调控规律，在每一脏腑经络、形体官窍的子系统中又有更小的子系统，又各有阴阳、气血。在病理变化上，中医着眼于分析局部病变所反映的整体病理状态，局部病变对其他部分、对整体的影响，注重对人天系统、人体内五脏经络系统、五脏经络内各子系统等各级系统进行调控，以抑制其病理变化。在疾病诊断上，通过观察分析五官、形体、色脉等的外在病理表现，分析、揣测内在脏腑的病变情况，从而对患者做出正确的判断，并进行治疗。《内经》中有关脉诊、目诊、面诊等全息诊法记载，正是整体思维的反映。在疾病治疗上，既注意脏、腑、形、窍之间的联系，也注意五脏系统之间的联系。在养生保健上，也体现整体观念，如在养生动静关系上强调要动中寓静、动

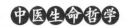

静结合、动而中节。

二、人与外界环境构成一个有机的整体

《内经》不仅认为人体本身是一个有机整体，而且认为人与天也是一个有机整体。《内经》有"生气通天"的论断，认为"人与天地相参也，与日月相应也"（《灵枢·岁露论》），强调人与外界环境的密切联系，从人与自然环境、社会环境的整体联系中考察人体生理、心理、病理过程，研究人体开放系统与周围环境交换物质、信息、能力及随宇宙节律进行新陈代谢活动的规律，并提出相应的治疗养生方法。

人生活于自然环境之中，当自然环境发生变化时，人体也会发生与之相应的变化。《内经》根据五行学说，把一年分为五季，认为春温、夏热、长夏湿、秋燥、冬寒就是一年四时中气候变化的一般规律。在四时气候的规律性变化影响下，人也表现出春生、夏长、长夏化、秋收、冬藏等相应的生理变化过程。一日昼夜昏晨自然界阴阳的消长也对人产生一定的作用。《灵枢·顺气一日分为四时》说："以一日分为四时，朝则为春，日中为夏，日入为秋，夜半为冬。"人体的机能活动产生与昼夜节律变化相似的变化以适应环境的改变。如《素问·生气通天论》说："故阳气者，一日而主外，平旦人气生，日中而阳气隆，日西而阳气已虚，气门乃闭。"地理区域是自然环境中的一个重要因素。在不同地区，由于气候、土质和水质不同，也可在一定程度上影响人们的生理机能和心理活动。如江南地区地势低平，多湿热，故人体的腠理多疏松，体格多瘦削；西北地区地势高而多山，多燥寒，故人体的腠理多致密，体格偏壮实。生活在已经习惯的环境中，一旦易地而居，许多人初期都感到不太适应，但经过一定的时间，大多数人是能够逐渐适应的。

人是社会的人，社会环境同样会影响人的机能活动，关乎人体的健康与疾病。《内经》指出："故贵脱势，虽不中邪，精神内伤，身必败亡。始富后贫，虽不伤邪，皮焦筋屈，痿为挛。"(《素问·疏五过论》) 说明社会环境的剧烈变动对人的心身机能的巨大影响。《内经》强调人因社会经济、政治地位不同，在体质方面存在一定的差异，因此在疾病治疗时要因人而异。

总之，《内经》整体思维是一种有机论思维，它与西方的整体思维有所不同。《内经》强调人体的功能，把现实事物看成是一个自组织的有机系统，整体不可以还原成部分。西方的整体观是机械决定论，它注重实体和元素，把现实事物看作是无数的细小部分组成的复合体，整体可以还原为部分。《内经》有机整体性思维具有西方精密的还原分析思维不可及的视野，能够发现用分解方法所不能及的客体的一些属性和特点。但是，我们应当清醒地看到，中医学的整体思维虽然强调对人体、人与自然社会的整体性、统一性的认识，却缺乏对这一整体各个局部的细致、精确的认识，因而对整体性和统一性的认识也是不完备的。这种思维虽然缺少片面性，但它的不片面是建立在模糊直观的基础之上，中医理论整体观带有原始的、朴素的、直觉的、想象的成分。这是我们在把握中医学整体思维时应当注意的。《内经》整体思维与现代系统思维有相同之处但不能等同。《内经》整体思维是系统思维的原始状态，具备了系统思维的基本特征，在一定意义上两者是一脉相承的。但我们应该看到两者之间存在较大的不同之处。现代系统论作为严格意义上的科学方法论是20世纪以来人类科学研究的成果，是在科学技术高度发展的基础上产生的。《内经》整体论与现代系统论并不在同一层次上，因此应积极吸取现代系统论的新思路、新方法，使中医学整体论跃上新的层次。

邵雍：从物理之学到性命之学①

摘要： 对于北宋道学五子之一的邵雍，研究者一般将其"象数学"体系视为推演宇宙万物周期发展过程的"物理"之学，对其"性命"之学关注不够。本文集中探讨邵雍《皇极经世》和《击壤集》的"性命学"体系，认为邵雍走的是以天道推论人道、以先天推论后天、以物理推论性命的路子，其性命学是他"心学"的核心部分，依"性－心－身－物"作逻辑展开，以"圣人之心""神明之性"为本性，以先天象数为心法。儒家的人道观、价值观与道家的天道观、认识论，儒家的道德修养与道家的宇宙精神被邵雍巧妙地贯通在"易"理之中。他的身上既有道家的坦夷旷达，又有儒家的中庸仁和，达到了一种"天理真乐"的生命境界。

关键词： 邵雍；物理之学；性命之学；心学；先天之学；后天之学

一物其来有一身，一身还有一乾坤。

能知万物备于我，肯把三才别立根。

天向一中分体用，人于心上起经纶。

天人焉有两般义，道不虚行只在人。

这首诗是北宋道学五子之一的邵雍写的，题目叫《观易吟》，诗中流露了作者参透天人、观易见道的智慧，显示了作者博大舒放的宇宙胸怀和洞明深湛的生命意识。

---

① 原载于《孔子研究》2001 年第 3 期。

当代研究者一般偏重于研究其《观物篇》中的"物理"之学，而比较忽略其"性命"之学。其实邵雍不仅是宋易之区别于汉易的开风气的人物，而且还是宋明理学"心学派"的开拓人物，他不仅建构了一套缜密的宇宙论图式，而且创立了独具特色的性命学说、修养理论与价值系统，并最终完成了他的以"物理"推论"性命"的"先天易学"体系。唯其如此，才备受二程、朱子等理学大师的称赞。邵雍的人文情怀、安乐精神和真善境界，不仅对后世易学家、理学家产生了重要影响，而且对当今的世俗人生仍然有着可资借鉴的意义。

一、天人相为表里，推天道以明人事

"天"和"人"的问题是邵雍象数哲学的基本问题。邵雍在《观物外篇》中说："学不际天人，不足以谓之学。"他把易学分为两类：一类是研究物的，即"天学"，又称"物理之学"；另一类是研究人的，即"人学"，又称"性命之学"。合而言之即"天人之学"。邵雍还用了两个概念："先天之学"与"后天之学"，其中"先天之学"是研究天道自然的，相当于"天学"；"后天之学"是研究人道名教的，相当于"人学"。

在对待天人的关系上，如果说儒家偏向于人道，道家偏向于天道；义理易学派偏向于人道，象数易学派偏向于天道，那么邵雍则是儒道互补（或内儒外道）、天人并重、象数与义理贯通的集大成者。天道与人道、天学与人学、先天与后天、物理之学与性命之学，被邵雍巧妙而自然地融进他的易学中。他在《观物内篇》中说：

天与人相为表里。天有阴阳，人有邪正。邪正之由，系乎上之所好也。上好德则民用正，上好佞则民用邪。邪正之由有自来矣。

夫分阴分阳，分柔分刚者，天地万物之谓也；备天地万物者，人之谓也。

天地人物则异矣，其于道则一也。

邵雍引用《易传》"立天之道，曰阴与阳；立地之道，曰柔与刚"的"天道"观，将"天道"归结为阴阳、刚柔；同时继承并改造了《易传》"立人之道，曰仁与义"的"人道"观，将人道归结为"正邪"，"仁"与"义"都属"正"的范畴，与之相对的应该是"邪"。在邵雍看来，人之正邪与天之阴阳、刚柔是互为表里的关系，虽然各自的表现千差万别，但都统一于"道"上。邪正来源于君主的好德好佞，君主的好德好佞又是天道崇阳崇阴的折射。

就天道与人道的地位而言，表面上看，邵雍似乎更重天道，他不仅将自己的著作称为"观物篇"，以"观物"为认识天道的重要思维方法，而且将人看成是"物"－"天"的一分子，认为"盈天地万物者唯万物"。然而实际上并不是这样，从立论路径上看邵雍是先论天道后论人道，先论先天后论后天，先论物理后论性命，而推天道、先天、物理是为了明人道、后天、性命，人道、后天、性命才是邵雍的立论目的，天道、先天、物理不过是邵雍的立论根据。用邵雍的话说，它们之间是"体用"关系，先天为体，后天为用，后天从属于先天，后天阐发的人性、人道高于先天阐发的物性、天道。这里的"先天"与"后天"是相对关系，邵雍又把"先天"与"后天"统称为"先天之学"。先后天是体用不离、相函相依的，体者言其对待，用者言其流行，是一个统一的天人之"道"的两个不同方面，同时又是一个统一的"道"的变化过程的两个不同阶段。邵雍将宇宙演化的历史过程以唐尧时期为界分为两段，唐尧以前为先天，此时还是宇宙的自然史时期，还没有人文、社会、主观等因素的参与，还没有人事之"用"，只有天然之"体"；唐尧以后的后天之"用"，进入到人类文明史时期。根据这种划分，邵雍对儒家和道家做了评价，指出老子为得《易》之体，孟子为得《易》之用。今人余敦康先生认为，道家的物理之学着重于研究宇宙的自然史，可称之为"天学"，对先天之"体"有独到的体会；

儒家的性命之学着重于研究人类的文明史，可称为"人学"，对后天之"用"阐发得特别详尽。老子有天学而无人学，孟子有人学而无天学。尽管老子和孟子学派门户不同，分属道儒两家，仍是体用相依，并未分作两截，道家的"天学"与儒家的"人学"会通整合而形成一种互补性的结构，统摄于《易》之体用而归于一元。邵雍称物理之学即自然科学为"天学"，性命之学即人文科学为"人学"。在物理之学上推崇道家，在性命之学上推崇儒家，超越了学派门户之见，从儒道互补的角度来沟通天人，他的这个做法是和《周易》的精神相符合的。

邵雍对"天"和"人"，"天道"和"人道"做了多角度的界说，其《观物外篇》说：

自然而然者，天也；惟圣人能索之效法者，人也。若时行时止，虽人也，亦天也。

元亨利贞，交易不常，天道之变也；吉凶悔吝，变易不定，人道之应也……天变而人效之，故元亨利贞，《易》之变也；人行而天应之，故吉凶悔吝，《易》之应也。

自乾坤至坎离，以天道也；自咸恒至既济未济，以人事也。《易》之首于乾坤，中于坎离，终于水火之交不交，皆至理也。

邵雍认为自然的、非人为的是"天"，效法天然之道、参与主观意识的是"人"。就《周易》而言，上经言天道，下经言人事。元亨利贞四德配春夏秋冬四时，反映了在天道四时及自然万物的变易流行；吉凶悔吝反映了人事的变化规律。天道和人事相互对应，"先天而天弗违，后天而奉天时"，奉天时则吉，违天时则凶，元亨利贞四德各包含吉凶悔吝四事，吉凶悔吝四事又对应元亨利贞四德。邵雍在《观物内篇》中从另一角度归纳天道人道："夫分阴分阳，分柔分刚者，天地万物之谓也；备天地万物者，人之谓也。"阴阳、刚柔是天道本然的现象和规律，而领悟并运用这种规律的却是人。

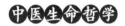

邵雍将"人"看成是"万物之灵",天地宇宙之间充盈了万物,人是万物中有灵性的出类拔萃者,人灵于物;人中可分出一部分最优秀的人,就是圣人,圣灵于人。"人之所以灵于万物者,谓目能收万物之色,耳能收万物之声,鼻能收万物之气,口能收万物之味。"(《观物内篇》)万物的色、声、气、味能被人的目、耳、鼻、口所接受,具有其他事物(包括动物、植物)所达不到的灵性、智慧,远远超出其他事物接受宇宙的信息的能力。不仅如此,人还可以改造或适应宇宙的信息、事物的运动变化。"夫人也者,暑寒昼夜无不变,雨风露雷无不化,性情形体无不感,走飞草木无不应。"(《观物内篇》)而人中之"圣"又具有一般人所达不到的智慧。"然则人亦物也,圣亦人也……人也者,物之至者也;圣也者,人之至者也。"邵雍对人中的至者——圣人做了界定:

人之至者,谓其能以一心观万心,一身观万身,一世观万世者焉;又谓其能以心代天意,口代天音,手代天工,身代天事者焉;又谓其能以上识天时,下尽地理,中尽物情,通照人事者焉;又谓其能弥伦天地,出入造化,进退古今,表里人物者也。(《观物内篇》)

这样的圣人不是随便什么人都可以见到的,只有"察其心,观其迹,探其体,潜其用,虽亿万千年可以理知之也"。在邵雍看来,除了伏羲、黄帝、尧、舜、周文王、周武王、齐桓公、晋文公以外,只有孔子称得上"圣人"。孔子整理修订了《周易》《尚书》《诗经》《春秋》四部经典,邵雍将春夏秋冬称为"昊天之四府",将这四部经典称为"圣人之四府"。两者一一对应,《易》为春,为生民之府;《书》为夏,为长民之府;《诗》为秋,为收民之府;《春秋》为冬,为藏民之府。将四府交错组合,则有四四一十六种,如《易》与《易》《书》《诗》《春秋》组合,则有生生、生长、生收、生藏四种。其余类推。认为这四部经典是为了贯天人、通古今。

邵雍还将人类生理结构与物类形态结构做了比较,认为两者虽有区别,

但又有对应关系,《观物外篇》说:

天有四时,地有四方,人有四肢。

天地有八象,人有十六象,何也?合天地而生人,合父母而生子,故有十六象也。

人之骨巨而体繁,木之干巨而叶繁,应天地数也。

人之四肢各有脉也,一脉三部,一部三候,以应天数也。

动者体横,植者体纵,人宜横而反纵也。

飞者有翅,走者有趾,人之两手,翅也;两足,趾也。飞者食木,走者食草,人皆兼而又食飞走也,故最贵于万物也。

邵雍不仅将人的四肢、十六象、一脉三部九候、形态特征等与天地之数相对应,而且将人与其他动物进行比较,从而说明人是禀天地之气生,是天地万物之中最聪明、最优秀的品种。此外,邵雍还对人的五脏、六腑、五官、七窍的来源做了分析,《观物外篇》说:

体必交而后生,故阳与刚交而生心肺,阳与柔交而生肝胆,柔与阴交而生肾与膀胱,刚与柔交而生脾胃。心生目,胆生耳,脾生鼻,肾生口,肺生骨,肝生肉,胃生髓,膀胱生血。

心藏神,肾藏精,脾藏魂,胆藏魄,胃受物而化之,传气于肺,传血于肺,而传水谷于脬肠矣。

邵雍认为人的五脏六腑由阴阳、刚柔交合而生,人不仅与外部的天相对应,而且人体本身内在的脏腑与外在的器官、与精神意志一一对应。值得一提的是,这种对应与《黄帝内经》不同,《内经》主张心开窍于舌,肝开窍于目,肾开窍于耳与二阴,脾开窍于口,肺开窍于鼻;心藏神,肾藏意,脾藏志,肝藏魂,肺藏魄。邵雍可能另有所本,但这种将人视为宇宙天地的全息系统,以一身统贯三才之道,"神统于心,气统于肾,形统于首,形气交而神交乎中,三才之道也",则可视为《易经》和《内经》天人合一思想的体

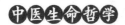

现，是"人身小宇宙，宇宙大人身"的分层描述。

二、穷理尽性以至于命：性命之学的建构

邵雍是一个由道入儒，由儒入道，儒道通贯的学者，早年师从李之才学习物理之学、性命之学（事载《宋史·道学传》《宋元学案·百源学案》），其后在明自然的物理之学上推崇道家，建构一套带有厚重道家色彩的推衍宇宙万物的物理学体系，从而获得"观物之乐"；在贵名教的性命之学上推崇儒家，建构了一套带有浓厚儒家色彩的宣扬人文价值理念的性命学体系，从而获得"名教之乐"。道家的物理之学与儒家的性命之学，被邵雍归结于"易"中，邵雍认为老子得《易》之体，孟子得《易》之用。《易》之体用兼综道、儒，在邵雍那里并没有像朱熹批评的那样"体用自分作两截"，而是在《易》的大道统帅下，儒道二家之旨、物理与性命之学（即天学与人学）、内圣与外王之功，被合理地、自然地统一起来，既没有逻辑矛盾，又没有斧凿生硬之嫌。可以说，邵雍是以"易"贯通儒、道的重要代表人物。

"穷理尽性以至于命"是《周易·说卦传》对"易"所下的命题之一，邵雍对此做了解释：

> 所以谓之理者，物之理也。所以谓之性者，天之性也。所以谓之命者，处理性者也。所以能处理性者，非道而何？（《观物内篇》）

> 所以谓之理者，穷之而后可知也。所以谓之性者，尽之而后可知也。所以谓之命者，至之而后可知也。此三者，天下之真知也。（《观物内篇》）

> 天使我有之谓命，命之在我之谓性，性之在物之谓理。理穷而后知性，性尽而后知命，命知而后知至。（《观物外篇》）

"性命之学"即邵雍所称的"人学"。所谓"性"指人性，所谓"命"指天命，所谓"理"指物理。这三者同归之于"易"之大"道"——即阴阳变化之"道"、天人合一之"道"、太极一元之"道"……显然，邵雍是参合

了《周易》与《中庸》而得出这个结论的,《中庸》说:"天命之谓性,率性之谓道,修道之谓教。"天能致命于人,进而赋予人的本性,遵循本性的自然发展而行动就是"道","道也者,不可须臾离也;可离,非道也"。"道"是一个最高范畴,能够统领"性""命""理"于一体,邵雍说:"《易》之为书,将以顺性命之理者,循自然也。"性命之理即是自然之"道",也就是《周易》之"道"的体现。这个"道"是无处不在的,"道"在物则为"理",在人则为"性"。"命"是由天决定并赋予人而为人所具有的。张行成对邵雍性命学做了阐释:"命者,天之理也。物理即天理。异观私,达观则公矣,公则道也。"(《皇极经世索隐》)性命、天理、物理都归结于"道"。所以邵雍说:"是知道为天地之本,天地为万物之本……天地万物之道尽于人矣。"天地万物之"道"通过人的性命之理而显现。"天使我有之谓命,命之在我之谓性"中的"我",指有主体性自我意识的人。

由此可见,邵雍的"性命"有广狭二义,广义的"性命"包含天地万物,狭义的"性命"则专指人。邵雍说:"万物受性于天,而各为其性也。在人则为人之性,在禽兽则为禽兽之性,在草木则为草木之性。"(《观物外篇》)"天下之物,莫不理焉,莫不有性焉,莫不有命焉。"(《观物内篇》)这里的"性""命"及"理"是广义的。就狭义的"性命"而言,邵雍认为人之"性"有两个特点:一是人性同于物性,"人之类备乎万物之性","惟人兼乎万物,而为万物之灵"。二是人性高于物性,不仅表现为人有灵性、有智慧、有意识,所谓人为"万物之灵","无所不能者,人也"。而且表现为人有道德、有伦理、有价值理想,所谓"唯仁者真可谓之人矣","性有仁义礼智之善"。

人之"性"与"心""身""物""道"等范畴,有密切关系,邵雍在《伊川击壤集序》中对此做了总结:

性者,道之形体也,性伤则道亦从之矣;心者,性之郭郭也,心伤则性

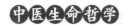

亦从之矣；身者，心之区宇也，身伤则心亦从之矣；物者，身之舟车也，物伤则身亦从之矣。

"性"是"道之形体"，"道"在于人则为"性"，在于物则为"理"；"道"是无形的，而人"性"和物"理"则是"道"的显现，好比是"道"的形体，"道"的外延和内涵都大于"性"，"道"包括了人"性"和物"理"，"道"既含有自然万物的变易规律（"理"的内涵），又含有人的道德伦理、价值观念（"性"的内涵）。"道"是一个最高范畴，在"道"的统领下，邵雍提出了四个命题：性是道的形体，心是性的郭郭（城堡），身是心的区宇，物是身的舟车，就这四个命题的外延看是：

性＜心＜身＜物

"性"范围小于"心"，因为性的本质为善，而心包含了善与恶、正与邪，性居于心中却不能该尽"心"；"心"小于"身"，因为心只是身中众多器官中的一种，身是心的寓所，心居于身中却不能该尽"身"；"身"小于"物"，因为人身只是万物中的一种，身居于万物之中却不能该尽"物"。然而从内涵和地位上看，却是恰恰相反：

性＞心＞身＞物

"性"作为"心"中的善的本质，是最值得弘扬、修养的，其内涵最为丰富，其地位最为尊贵；"心"虽居于身中，但却为身之"君主"，可以主宰身；"身"虽从属于万物，但万物如果失去人"身"，没有主体的参与，就变得毫无意义，因而身又是物的主宰。

邵雍表述这四个命题一环紧扣一环，一层更进一层，将性命之学置于宇宙大系统中，通过对彼此关系的分析，突出了人性既高于物性又源于物性，既高于自然又源于自然的人文主义精神。接着邵雍又从认识的角度对这几个范畴做了进一步阐释：

是知以道观性、以性观心、以心观身、以身观物，治则治矣，然犹未离乎害者也。不若以道观道、以性观性、以心观心、以身观身、以物观物，则虽欲相伤，其可得乎！

邵雍所谓的"观"是主体对客体的一种认识活动，"观物"是邵氏认识客体世界的核心方法。这里邵氏强调的是要以本层面之道、性、心、身、物"观"本层面的道、性、心、身、物，这样才能不损害对认知对象的客观、公正的理解，从而获得"两不相伤""情累都忘"的观物之乐。如果以上层面去"观"下层面，则难免有情累之害。对道、性、心、身、物等概念，朱熹做了解释："以道观性者，道是自然的道理，性则有刚柔善恶参差不齐处，是道不能以该尽此性也。性有仁义礼智之善，心却千思万虑，出入无时，是性不能以该尽此心也。心欲如此，而身却不能如此，是心有不能检其身处。以一身而观物，亦有不能尽其情状变态处，此则未离乎害之意也。"这段话从内涵和外延上对这几个概念做了区分，虽然朱熹偏重于道德修养上的解释，与邵雍偏重于理性认识有所不同，但对这几个概念的界说还是基本合理的。

在人性论上，邵雍综合了道家的自然主义与儒家的人文主义，在中国哲学史上有重要意义。更值得一提的是，邵氏还从认识论上讲人性问题，他在《观物外篇》中将"性"与"情"做了对比：

以物观物，性也；以我观物，情也。性公而明，情偏而暗。

任我则情，情则蔽，蔽则昏矣；因物则性，性则神，神则明矣。

知之为知之，不知为不知，圣人之性也。苟不知而强知，非情而何？失性而情，则众人矣。

有形则有体，有性则有情。

"性"是与"情"相对的，这是继承了李翱等人性情对立、性善情恶的观念。"以物观物"就是按照事物的本来面貌、顺应事物的自然本性去认识事物，不带有自我的主观好恶之情，因而是公正、明白的；"以我观物"就是按照自我的主观意愿去认识事物，因为带有个人的感情色彩，所以就偏颇

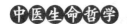

而暗蔽。"以物观物"既是事物的本性，又是人的本性。在认识活动中，能够实事求是，知则知，不知则不知，这是圣人而非众人的本性。

邵雍从认识论上认为只有主客合一、遵从客体本来面目又不掺杂主体的感情色彩，才是事物和人的本性，这种立论方式独特而巧妙。

邵雍的"性命之学"与他的"心学"有着密切的关系。"心学"是邵雍对自己哲学体系的称谓，"心学"包含了物理之学与性命之学。因为邵雍将"心"分成"天地之心"与"人之心"两大类，其中"天地之心"讲的是物理之学，"人之心"讲的是性命之学。就"人心"而言，邵雍又将它分为两大类，即"众人之心"与"圣人之心"。

所谓"众人之心"，邵雍称为"人心""人之心"。《观物外篇》说："人居天地之中，心居人之中。"心是人的君主之官，是思维的器官，是人之所以区别于动物的关键所在（此"心"不是生理之"心"）；人之心具有认识物类性情形体的能力，具有主观能动的灵性（人为"万物之灵"）。《观物内篇》说："凡言知者谓其心得而知之也。"人之心与天地之心有什么关系？《观物内篇》做了比较："夫一动一静者，天地至妙者与！夫一动一静之间者，天地人之至妙至妙者与！""天地至妙者"即指天地之心，其特点是"一动一静"的本然之理，不是受人的主观意愿干预的客观存在；"天地人之至妙至妙者"是就加上了人的主观之"心"而言，人之心在于"一动一静之间"，即人心非动非静，但却主宰动静。人心是宇宙万物的本源。人体主观感知自然，能动地改造并独立于自然，是人心的本质特征。然而众人之心是兼指正邪、性情、善恶而言的，有邪、有恶即乱世之源，有情、有欲亦昏蔽、不公之始。因而真正肇始自然万物、能成为"天地之心"的本源者只有"圣人之心"。

所谓"圣人之心"，则是一种无情无欲、无邪无恶的纯净之心，是众人之心的精华，它源于众人之心而高于众人之心。《观物外篇》说："大哉用乎！吾于此见圣人之心矣。"这个"圣人之心"即"人性"——人的纯洁、虚静的本性。邵雍对"圣人之心"做了描述："人心当如止水则定，定则静，静则明。""心一而不分，则能应万物。此君子所以虚心而不动也。""无思无为者，神妙致一之地也。所谓一以贯之，圣人以此洗心，退藏于密。"（《观物外篇》）说明圣人之心是静止、澄明，不起念头的。所谓"心一而不分"，张行成解释："心之神，其体本虚，不可分也。随物而起，泥物而著，心始实而分矣。"（《观物外篇衍义》）因为心本体为虚，所以不可分，不可动。圣人之所以能达到本性境界，是因为无思无为、洗心、退藏。这种圣人之心就是不动的"太极"。

邵雍的"心"从功用上可区别为两种：一是作为本体的"心"。《观物外篇》说："心为太极。""万化万事生乎心也。"说明"心"是生成万事万物的本源。然而这个"心"到底是指"天地之心"还是指"圣人之心"？邵雍曾说过："天地之心者，生万物之本也。"（《观物外篇》）可又说过："身在天地后，心在天地前。天地自我出，自余何足言？"（《击壤集》）既然"心在天地前"，说明这个"心"不是天地之心，而是人心（圣人之心），"天地自我出"的"我"即人之心。可见这个宇宙本体的"心"即是人之心——圣人之心，然而天地之心与圣人之心实为一体关系，据邵雍之子邵伯温解释："一者何也？天地之心也，造化之原也。""天地之心，盖于动静之间，有以见之。夫天地之心，于此见之；圣人之心即天地之心也，亦于此而见之。"（《宋元学案·百源学案》）可见本然存在的客观之道（"天地之心"）即是通过圣人的主观认识（"圣人之心"）才得以显示的，人与天地自然的沟通也是通过"圣人之心"的中介才得以实现的，因而可以说圣人之心即反映了天地之心，从而成为宇宙的本体。

二是作为法则的"心"。《观物外篇》说："先天之学，心法也。""先天之学，心也；后天之学，迹也；出入有无生死者，道也。"这是以涵括天地万

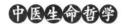

物之理的先天学法则为"心法"，邵雍认为一分为二、二分为四的法则既是八卦、六十四卦次序和方位生成的法则，又是天地方圆、四时运行、人事变迁、万物推移的法则，"盖天地万物之理，尽在其中矣"（《观物外篇》）。所谓"天向一中分体用，人于心上起经纶，天人焉有两般义，道不虚行只在人"，是说天道变化与人心思维具有同一个法则。朱伯崑先生认为，邵雍以其先天图及其变化的法则出于心的法则，此种观点实际上是将易学的法则归之于人心的产物，他所以得出这一结论，就其理论思维说，是将数学的法则，如他所说的一分为二、方圆之数的演算等，看成是头脑自生的、先验的东西。总之，认为数的变化和演算的规律性，存在于思维自身之中，是从思维自身的活动中引出来的。

综上所述，可以看出邵雍的性命之学——心学是一个以象数（先天学）为心法、以心性为本体、集本体与法则为一体、视天地之心（天道）与圣人之心（人性）为一理的庞大的哲学体系。儒家的道德修养与道家的宇宙精神、儒家的人道观、价值观与道家的天道观、认识论被邵雍十分巧妙、圆融无碍地贯通在"易"理之中，在"北宋五子"中独树一帜。应该说，邵雍也是宋明理学中"心学派"的开创者，当然邵雍的心学与程颢的心学有同有异，其相同点是都视天理与人心为一体，都以圣人之心为天地之心，所不同点是邵雍偏向于冷眼观物，偏向于从认识论方面观照天人法则、体会圣人之心；而程颢则偏向于潜心识仁，偏向于从价值论方面修养道德、诚敬体物、扩充圣人之心。当然邵雍并没有取消道德修养，而是从另一层面讲"养心""修身""主诚"。

《周易》循环律的特征及普适意义①

《周易》"弥纶天地之道"，揭示了宇宙运动变化的规律，循环律即是其中一条最根本的规律。《周易》循环律认为宇宙万物的运动变化具有循环往复、首尾相衔的特征，表现为"圆"的基本形式。

《周易》的书名即揭示了本书的实质。"周"字虽可解释为朝代名（指周代。孔颖达《周易正义》曰："题周别于殷。以此文王所演故谓之《周易》，其犹《周书》《周礼》题周以别余代。"）或地名（指周地，即岐阳。孔颖达《周易正义》曰："《周易》称周取岐阳地名。"）但我认为从"周环、周旋"这个意义上解释"周"字更符合《周易》一书的实质。在先秦典籍中，"周"字已具有"环""旋""绕""复"等义。再从史书记载的古三易——"连山、归藏、周易"分析，"连山"和"归藏"书名中均没有表时代或地名的文字，而是从首卦的含义上揭示了各自的特点："连山者，象山之出云，连连不绝；归藏者，万物莫不归藏于其中。"（东汉郑玄《易赞》）连山以艮（山）为首卦，归藏以坤（地）为首卦。由此推知，《周易》的书名也应当从首卦"乾"来理解。《周易·说卦传》说："乾为天，为圜。"圜即圆形、循环之义。东汉刘熙《释名·释天》曰："天，易谓之乾。乾，健也，健行不息也。""周易"二字连在一起可解释为"周环变化"。乾为纯阳卦，为众卦之首，万物之源，宇宙运动的肇端，是一个变化周期的始点，宇宙变化从"乾"开始周环不已。

---

① 原文载于《孔子研究》1996 年第 3 期。

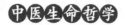

实际上《周易》卦爻辞中有不少地方已明确阐述"周环"之理，如泰卦九三爻辞："无平不陂，无往不复。"复卦卦辞："反复其道，七日来复。"履卦上九："视履考祥，其旋元吉。"小畜初九爻辞："复自道，何其咎，吉。"《易传》中则更有深入而确切的论述。

本文拟从卦爻象数出发，结合义理，对《周易》循环律——圆形理论做一探讨。

一、循环律的表述

在《周易》卦爻象数符号系统中，作为基础符号的"—"和"--"，代表事物对立的属性，代表"阳"和"阴"。阴爻和阳爻可以相互循环转化。依照"大衍之数"筮法，四营之后得七、八、九、六。其中七、九为阳，六、八为阴。七为少阳，九为太阳（老阳）；八为少阴，六为太阴（老阴）。少阳七与少阴八不变，太阳九与太阴六为变。阳变阴，阴变阳。《易经》阳爻"—"标记为九，阴爻"--"标记为六，表明六十四卦中的阴阳爻都可以变化为自己的对立面。

六十四卦每一卦的任何一爻都可以由阳变阴、由阴变阳，而变成另一卦。六十四卦可分为三十二组对立卦。如变动一爻或数爻（二至五爻），则成为其他任何一卦；如六爻全变，则成为原卦的对立卦，如乾变坤、坤变乾。可见六十四卦之间是相互沟通、相互转换的，变易的结果必然形成六十四卦的整体大循环。

从《周易》六十四卦的排列顺序看，六十四卦遵循"二二相耦，非覆即变"的排列规则，六十四卦前后两卦为一组，共三十二组，其中二十八组为"覆"的关系，即前一卦六爻颠倒后成为后一卦，反之亦然。另外四组"覆"了以后仍是本卦，则为"变"的关系，即阳爻变阴爻、阴爻变阳爻。刘长林先生认为："说'覆'是对的，但不是看卦人掉转视角，而是卦象以自身正中为圆心，旋转一百八十度后，则生成另一卦。"（《易学与气功养生学》）《周易》这样排列卦象，是在强调各卦自身在做循环运动。至于另外四组（即乾与坤、坎和离、颐和大过、中孚和小过）以自身正中为圆心旋转一百八十度后仍为自身，而爻性改变之后，正构成了一个由同位到全卦的对应循环转换的关系。

卦自身在做"覆"的循环运动，有的卦爻辞本身已有说明。如泰卦和否卦为一组，泰卦循环运动后变成否卦，否卦循环运动后变成泰卦。泰卦卦辞为"小往大来"，否卦卦辞为"大往小来"。在《易经》中"小"为坤阴，"大"为乾阳。泰卦是坤阴（"小"）由下位旋转到了上位，乾阳（"大"）由上位旋转到了下位；否卦则恰好相反。"往来"是循环的又一代名词。

六十四卦以乾坤为首，以既济未济为终，代表宇宙万物变易运动一个大周期。乾坤居首，意味着乾坤在六十四卦中、天地在宇宙万物中的决定作用，也反映阴阳的矛盾统一运动是构成易生生不息过程——生命过程的根本原因，体现对世界万物矛盾双方的高度抽象概括。既济未济居后，既反映万事万物发展过程的终结，又意味新过程的开始，而这种周期变化是永远不会停息的。

六十四卦分为上下经，上经三十卦，下经三十四卦。上经关键在泰否剥复，下经关键在损益。这样又构成了大循环圈中的多级小循环圈。从"屯""蒙"进化到"泰"为一小循环圈，表明事物进化到极佳状态；接着转而为"否"，进入不良状态，至"剥"又为一循环圈，表明阳气被阴气一层层剥落；又转入"复"，阴极反阳，阳气反而开始在初爻复苏。至"坎""离"为一循环周期。下经由"咸"进化到"损"为一个循环周期，"损刚益柔有时，损益盈虚，与时偕行"（损象辞）。"损"后则进入"益"，"损"为"损下益上"，"益"为"损上益下"，至"既济""未济"为一周期。当然还可做其他分析。如清代万裕云《周易变通解》："上经坎离前为颐大过，颐震一阳始、艮一阳终，大过巽一阴始、兑一阴终，为天运一周之象。下经既济未济

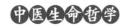

前为中孚、小过、中孚、兑一阴终、巽一阴始，小过、艮一阳终、震一阳始，为天运周而复始之象……日月既济后未济，亦周而复始之象。上经言天运之自始而终……下经言天运自终而复始。"根据不同的角度，可对六十四卦大循环圈做不同级别的小循环圈划分。天地、四时、日月、昼夜、阴晴乃至人类进化、社会发展、人伦演进，无不在六十四卦大循环之中或做各自的小循环运动或做大循环整体运动。宇宙变易过程即是大循环套小循环的过程。

《周易》作者非常注重循环律，将宇宙的运动高度概括为"无平不陂，无往不复"，《象传》说："无往不复，天地际也。"进一步说明往复循环是天地宇宙的普适规律。复卦卦辞还告诉我们："复，亨。出入无疾，朋来无咎……利有攸往。"只要能遵循往复之道，则出入、交往、办事都能成功，一切吉利。《象传》："复，其见天地之心乎！"将循环往复看成是天地宇宙的核心规律，是变易运动的第一法则。《系辞》："原始反终，故知死生之说。"以终始循环说明死生之道。

后世易学对循环律做了多方位的阐发。北宋邵雍创先后天之学，他的先天八卦先天六十四卦次序图和方位图，表明一年四季春夏秋冬、一月晦朔弦望、一日昼夜长短及天地阖辟、日月出入、行度盈缩的循环运动周期变化。《观物外篇》解释："夫易根于乾坤而生于姤复。盖刚交柔而为复，柔交刚而为姤。自兹而无穷矣。""阳在阴中，阳逆行；阴在阳中，阴逆行。阳在阳中、阴在阴中，则皆顺行。"刚柔、阴阳的交复、顺逆构成圆形的循环运动。邵氏还以后天八卦方位图与次序图表述四时推移、八节变化、男女媾精、万物化生的流行周期及阴阳互存互根、五行母子相生的循环规律。

宋易中的河图、洛书可看成是阴阳离合、生成相依、兴衰动静的循环运动的数量表达。至于太极图（阴阳互抱图）则形象地表述了宇宙万物阴阳变化的循环不已，是宇宙生命圆形运动规律的最佳理论图式。

二、循环律的特征

《周易》循环律具有以下特征：

1. 周期节律性

宇宙万物在循环运动中具有不同的周期和节律。在卦爻象数体系中，至少有：一卦六爻周期节律、八卦周期节律、十二卦周期节律、六十四卦周期节律。

一卦六爻周期节律是《周易》基本循环周期。六十四卦每卦由六爻组成，每卦可代表一种事物的变易过程，从最下位的初爻开始，逐次上升，至上爻为终结，为一个周期。如乾卦六爻由下而上为：潜龙、见龙、乾（惕）龙、跃龙、飞龙、亢龙。是一个由潜隐到飞升、亢奋的过程。至"亢龙"则阳极而阴，物极则反，则出现"有悔"状态。如果说本卦六爻只是一个上升的单相过程，尚构不成循环，那么它的覆卦则可视为下降过程，反之亦然，一组前后两卦构成一个循环，亦可看成一个大周期的两个阶段。如乾卦至上九而"悔"，转入坤卦，坤卦是乾卦的对立卦，从初六至上六是一个阴气逐渐上升的过程。一纯阳卦转而为一纯阴卦，一升一降，阳升阴降与阴升阳降，完成一个循环的大周期。再如屯与蒙，屯卦由初九爻至上六爻为一上升阶段，至蒙卦由初六至上九则可视为屯卦的下降阶段，共同完成一个循环。

《易经》在论述"复"卦时说："反道其道，七日来复。"朱熹解释："七日者，所占来复之期也。""七日"是一个周期节律，但不能简单理解为七天。唐·李鼎祚说："从剥卦至复卦隔坤之一卦六爻为六日，复来成震一阳爻生为七日。"这种观点过于简化。"七日"应当理解为七个变化阶段。一卦六爻每一爻标示事物发展的一个阶段，共六个阶段，然后循环又回到初爻，为第七个阶段，标示开始一个新的周期。复卦一阳来复，正是一个新阶段的开始。"以六为节"，即将一切事物过程分为六个发展阶段，是以"六"为节律，至"七"

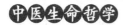

则开始下一个节律。这种思想一直影响到后来的哲学、科学及民俗。

八卦周期节律是指由三爻组成的八卦（$2^3 = 8$）周期。《周易》本身没有八卦的具体符号显示，但从六十四卦的八纯卦中可以看出八卦为：乾、坤、坎、离、震、巽、艮、兑。北宋邵雍有先天八卦（乾兑离震巽坎艮坤）和后天八卦（乾坤震巽坎离艮兑）两种次序周期，其实后天八卦次序周期早在《易传·说卦》中已经有表述："帝出乎震，齐乎巽，相见乎离，致役乎坤，说言乎兑，战乎乾，劳乎坎，成言乎艮。"这种次序与方位配合，恰是所谓后天八卦的位次。此外还有多种位次，如帛书易八卦位次、元包经八卦位次等。上述多种八卦位次虽排列有所不同，其含义也各异，但其循环运动周期思想是一致的，皆以"八"为节律。

十二卦周期节律指复、临、泰、大壮、夹、乾、姤、遁、否、观、剥、坤十二消息卦周期。这是西汉孟喜卦气说所创周期。依阴阳消长的次序排列，从复到乾，阳爻逐渐增加，阴爻逐渐减少；从姤到坤，阴爻逐渐增加，阳爻逐渐减少。表示阳息则阴消，阴息则阳消。从复到乾再从姤到坤是一个周期的两个阶段。坤之后必然是复，又开始新的周期，周而复始，循环不已。

六十四卦周期节律是《周易》最重要的循环周期，由八卦推演而来（$2^6 = 64$），代表事物运动的一个大周期。《周易·序卦传》已做了分析。在这个大周期中还包含若干小周期，上文已做了说明。

2. 闭合性与开放性

循环运动是一种圆形运动，首尾相衔、互为终始。与直线运动有着本质的区别。直线运动方向永不改变、永不逆转，运动的结果距离运动的始因只会越来越远，而绝不会重合，而且一定是前因后果，这种因果关系也同样不会逆转。而循环运动从形式上看是圆形的，闭合的。圆形上的任何一点都既是始点又是终点，既是因又是果。在六十四卦循环圆中，任何一卦都是因果和终始的统一体。如未济卦既是本次循环的终结又是下次循环的起始。这种周而复始的运动保证了事物的动态平衡。

那么这种形式上"闭合"的循环观是不是像被学术界所曾经批判的那样是"机械论""形而上学"呢？毋庸讳言，循环运动自有它消极的一面，也不能概括宇宙间的一切规律，应该说宇宙是圆形和直线的统一。但是绝不可轻易地、武断地拒斥它。循环圆并不是完全闭合的，它随处都可能出现开放点，这是与循环圆运动的层次性紧密关联的。

循环圆运动可分为超循环、大循环、次循环、小循环、微循环等级别的运动。如果将六十四卦看成是一个大循环系统，那么上经三十卦、下经三十四卦则为次循环系统，每一组两卦为小循环系统（尚有其他分析）。大循环中包含小循环，环环相扣，圆圆相通。每一循环圆并不是固定不变，而是可以出现开放点，从而跨入另一个循环，切入另一个圆。这里有两种情况，一种是当一个循环跨入另一个循环时，本来的循环圆并未破坏，只是发生量变，加入的新内容与原循环圆不矛盾、不抵触，量变的结果有二，或使原循环圆进入更高层次的循环圆，实现"螺旋式上升"，或使原循环圆退化、下降，进入次一级循环圆。这种情况原循环圆和新循环圆是同质异构的关系。另一种情况则是当一个循环圆出现开放点，融入了新内容，新内容致使原循环圆发生质变，原循环圆和新循环圆是异质异构的关系，其结果或升入不同本质的高级循环圆，或降入不同本质的病态非平衡循环圆。如果仅从形式上看，那么六十四卦循环圆之间各小循环圆的变换、切入，可视为同质异构的量变；三爻卦切入六爻六十四卦循环圆，可视为异质异构的质变。当然不能光从形式上分析，更重要的是从内容上分析。

总之，循环圆运动从形式上看是闭合的，从内容上看却具有开放性。两者看似矛盾，实可统一。

3. 模糊性

循环运动所呈现的圆形式并不一定是真圆形式。应该说从终点绝对回到

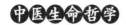

始点的圆形循环，无论是在宇宙事物还是在生命的运动过程中，都是不存在的。所谓循环的圆形运动只不过是一种形象的说法，这个"圆"应看成是类圆、似圆。

从事物运动的大规律而言，既有前进或后退、上升或下降的单向直线运动，又有进有退、有升有降的圆形运动。根据现代科学——宇宙演化论、控制论、系统论、现代物理学，从宇宙整体角度看，圆形运动比直线运动更普遍、更基础。无论是进还是退，是升还是降，都是运动的局部，宇宙大运动一般是有升有降、有进有退的，还有大量的无所谓升降、进退的运动。而这一切又都以循环的圆形运动为根本和基础。许多上升或下降、前进或后退运动往往是通过不断地循环来实现的。因而圆形运动是宇宙大规律的写照，循环是宇宙万物发展、运动、变化的基本形式之一。

六十四卦正是这种大规律的基本图式。邵雍先天八卦、六十四卦方位图、次序图揭示了一年节气变化的大规律，并且进一步用来说明万物的兴衰、时空的转移、社会的治乱和世界的终始。并以此证明万事万物的变化是循环运动。如从万物阴阳的兴衰消长的整体规律看无疑是正确的，但如果过分拘泥于这种循环，将它看成是绝对的由终点回归到始点，那就不符合客观实际了。邵氏《皇极经世》还创制了一个历史年表，以天象日月星辰配计算时间的单位——元、会、运、世，规定了各自的精确数字，以此说明宇宙历史的进程，这些数字并无科学根据，甚至近乎数学游戏，本身并没有什么价值，但它肯定了宇宙存在许多层次和周期，周期有长有短，宇宙事物有终有始、有生有灭，整个宇宙是生灭消长的连续过程，宇宙的阴阳消长是普遍规律，这些思想是合乎科学的，富有哲学意义的。

三、循环律的普适意义

循环律的提出是中国古贤对世界文化做出的重要贡献之一。循环的观念其实早在先秦就较普遍了。《大戴礼记·夏小正》记述夏代物候、天象、农事活动呈周期性变化规律。《吕氏春秋·圜道篇》明确提出"圜道"概念，认为"精气一上一下，圜周复杂，无所稽留，故曰天道圜"。并列举圜道的各种表现。《老子》则更是极力鼓吹循环之道，五千言中有大量阐述："万物并作，吾以观其复。夫物芸芸，各复归其根。归根曰静，是谓复命。""复归于无物。""有物混成……周行不殆。""大曰逝，逝曰远，远曰反。""反者道之动。""复归于婴儿。"从某种意义上说，《老子》之"道"就是循环之"道"。而《周易》则是循环之道的系统表述者，此后循环观便广泛传布开来，而成为中国传统文化的最重要观念之一。

循环观至少有两次文化大整合是通过《周易》实现的，一次是《易经》，《易经》对远古巫史文化的循环思想做了第一次整合，然后经过儒道等各家阐发，至《易传》又做了第二次文化整合，此后循环观念和循环思维随着《易传》的影响及后世的再发挥，而在中华民族文化心理中逐渐定位，从而成为中华文化基本的思维方式和思维习惯之一。

秦汉黄老道家将黄老学说与汉代易学相结合，其思想带有一定的循环色彩。而从中分化出的汉代道教即以循环之道作为成仙的认识途径之一，这一点在《太平经》《周易参同契》中可得到证明。秦汉的儒家也是从孔子和周易及谶纬等学说的融合中发展起来的。到魏晋时期，在秦汉儒家和道家基础上融合《易》《老》而形成的玄学，则实现了循环思维的第三次文化整合。此后佛教思想借老庄道家和魏晋玄学得以风行，通过契合易理而宣扬因果轮回报应之教义。至宋明理学熔儒释道为一炉，完成了循环观的第四次文化整合，使循环观念和思维方式走向成熟。循环观渗透到中华文化的各个层面，不仅影响了中国人的思维方式和心理意识，而且影响了中国人的行为方式和审美情趣。

由循环观到循环律，是文化发展的合理结果。循环运动规律在宇宙自然

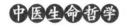

万物中是普遍存在的。如地球上的物能循环（物质不灭与转换）保证了大自然的生生化化；血液系统的流注循环保证了人和动物的生存。再如自然现象中由水而结冰，由冰又释化为水；地质学上由土壤到岩层，岩层风化剥蚀复为土壤。还有一年春夏秋冬的更替，一日朝夕昼夜的变更，一月朔望弦晦的变化，彗星每76年回归一次，生物链组成的生态大循环，日月升降，潮涨潮退，花开花落……有哪一样不是循环运动？

如果从中国传统生命科学上考察一下，则不难看出循环律已经被古贤自觉地恰切地运用了。中医认为：人的生命存在的首要条件是"气"，而"气"运动的基本方式是"升降出入"，它是通过各个脏腑的功能活动和脏腑之间的相互协调关系来实现的，如果只升不降、只出不入或只降不升、只入不出，就会打破循环运动的相对平衡而致病。中医还认为血液和津液均流布全身，在体内做循环不息的运行。中医藏象学说是建立在五行循环模式上的动态功能理论，经络学说则将十二经络看成是"阴阳相贯，如环无端"的循环之"圆"。道家内丹学实质上是太极循环气学，它将生命的本质看成是"精、气、神"的循环转化，看成"气"的周天运动，其中由任督二脉构成的"小周天"循行又是根本和基础，由此而推伸出全身的"大周天"运行。中国的气功看似神乎其神，其实至简至易，关键在"炼神"，"神"就是心，"炼神"就是强化并优化心神的自我调控功能，使心神能够调控人体的各个组织器官乃至各个部位、各个细胞，而各部位各组织器官又反馈给心神，构成一个双向传导的反馈调节系统，这不正是以循环因果链为基础的调控运动吗？

多年以来，人们一提到"循环"二字，往往被视为"机械论"而全盘否定，"循环论"遭到了长期的、严厉的批判。而今是到了重新认识的时候了。通过上述分析可见循环律是有其合理内核的。循环律是一种周而复始但又非绝对回归于出发点的宇宙普适规律，从某种意义上看，它与"否定之否定""螺旋式上升""波浪式前进"是同义语。当然也不可否认有一些论述将"循环"看成是绝对回归原点的运动，这是需要从理论上梳理清楚并加以扬弃的。另外循环思维方式在促进中华文化发展的同时，也带来一些负面影响，如从某种程度上制约了中国人的创造、进取精神，影响了中国社会的发展进程。然而作为一种规律，它较之其他运动规律更普遍、更根本。这一点是必须充分肯定的。

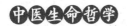

开放的圆——中国传统生命科学的哲学命题

关键词：生命；圆；开放性

生命，是一个似乎永远猜不透的谜。古往今来，人们在对生命的探求中提出了一个个假说，其中"圆形"理论可称为中华古贤智慧的结晶，是中华文化对生命科学的杰出贡献。

1. 生命的圆形运动

所谓圆形运动，是指首尾相衔、周而复始、循环往复的运动、变化形式。中国古代圣哲认为：宇宙万物的生命运动形式是圆形的。《大戴礼记·夏小正》记述夏代物候、天象和农事活动呈周期变化规律。《吕氏春秋·道篇》提出"道"概念，"道"就是循环的圆形运动规律。

《老子》极力颂扬圆形之道，五千言中有大量阐述："复归于无物。""万物并作，吾以观其复。夫物芸芸，各复归其根。归根曰静，是谓复命。""有物混成……周行不殆。""大曰逝，逝曰远，远曰反。""反者道之动。""复归于婴儿。"从某种意义上说，《老子》的"道"就是循环的圆形之道。

《周易》系统地用文字体系与符号体系自觉表述宇宙生命的圆形运动规律[1]。《周易》书名中"周"字即理解为"周环""周旋"。《周易》可看成是阐述周环变易规律的专著。《易经》中泰卦九三爻辞："无平不陂，无往不复。"复卦卦辞："反复其道，七日来复。"《易传》更是极力宣扬周环的变易之道。"原始反终，故知死生之说。""一阖一辟谓之变，往来不穷谓之通。""变动不居，周流六虚。""易之为书也，原始要终以为质也。"《周易·说卦传》论述八卦的周流循环，从震始至艮止，"万物之所成终而所成始也"。在解释众卦之首的"乾"卦时说："乾为天，为环。"《周易·系辞传》在论述日月往来、寒暑往来时说："往者屈也，来者信也。屈信相感而利生焉。"可见宇宙万物都遵循往复循环之道。《周易》符号系统中，第一级卦爻符号的阴爻和阳爻（2^1）是相互循环转化的，阳爻九转化为阴爻六，阴爻六转化为阳爻九；第二级符号的四象（2^2），太阳、少阴、少阳、太阴也是互相转化；第三级符号的八卦（2^3）和最高级符号的六十四卦（2^6）中每一卦都在做循环运动，一卦可循环变为另一卦，如把六十四卦前后二卦看成一组，那么它们的关系是"非覆即变"，有二十八组，前一卦颠倒之后就是后一卦，后一卦颠倒之后就是前一卦，是往覆关系；剩下的四组自身往覆后仍是自身，故发生变化而成同组中另一卦。实际上六十四卦中每一卦都可以变为其他任何一卦，从而形成六十四卦的整体大循环。

太极图作为易学的代表图式，反映了宇宙生命的圆形运动规律，是宇宙生命的最佳理论模型。

就对人体生命科学的贡献而言，则首推中医与道家。中医和道家认为：人的生命存在的最首要条件是"气"，气的运动是人体生命最基本的运动方式。中医概括"气"的两方面含义：一是构成人体和维持人体生命活动的极细微的物质，一是指脏腑经络等组织的生理功能。生命的存在在于它不断地与周围环境进行物质能量的交换，这种交换必须依靠气的各种机能活动。气的运动使人体与外界环境构成一个循环沟通的大圆，在这个大圆中人是圆心，天地宇宙是圆周，气的出入循环将圆心与圆周连接在一起。气的基本运动形式是"升降出入"，在人体内，它是通过各个脏腑的功能活动和脏腑之间相互协调关系来体现的。如肺司呼吸，有宣有降，宣清导浊；肺主呼气为出，肾主纳气为入；心火下降，肾水上济；肝主升发，肺主肃降；脾主升清，胃主降浊。升降出入必须相对平衡，否则就会致病。可见体内升降出入也是一种圆形运动。气还沿全身经络进行循环，更表现为圆运动形式。

气是维持人体生命活动的根本，中国古代学者普遍重视"气"的功用，经过由主体推认客体的一体思维，使"气"变成一个具有世界本原意义的哲学范畴。"气"是物质、功能和信息三者的统一，是生命活动的源泉。气功就是在这种对生命的认识科学和文化背景下产生的。道家所倡导的内丹功，实际上属于太极气学，它将生命的本质看成是气的周天太极运动，其中任督脉的小周天循行又是根本之根本。内丹功即是对太极气学的实践。

"气化"循环运动是中国医学、道家乃至儒家（主要是气学派）所共同强调和遵循的。此外，中医还十分重视血、精、津液的作用。认为血、精、津液与气一样既是生理活动的产物，又共同协作维持人体生命活动。

血液循行于脉管之中，流布全身，内至五脏六腑，外达皮骨筋肉，灌溉一身无所不及，对全身组织器官起营养和滋润的作用。血的运动形式是在周身内外上下做环周运行。气为血帅，血为气母，气能生血、行血、摄血，血能载气，气血配合不停地沿周身循环运动。

所谓"精"，狭义专指肾中之精，可转化为"气"，为先天之气，这也是道家丹道功的第一步"炼精化气"。精为气母，亦为血母，精血在全身周行不息。

被称为"生命活动之海"的津液，是体内一切正常水液的总称。津液的循行与输布是以三焦为通道，以肺、脾、肾为主的许多脏腑相互协调配合的结果，整个过程呈现循环不息的圆运动形式。

气、血、精、津液之间是相互作用、相互依存的，气是维持人体各种机能活动的动力，精、血、津液皆是由气的作用而化生，它们之间互相依存和转化，共同处于一个统一体中，保持着一定的动态平衡。它们相对平衡的周环运动维系着人体生命的过程。

现代生物学生物钟学说研究生物的周期性节律，已发现的日节律、超日节律、亚日节律、月节律、年节律即是生物运动的各种"圆"。国外研究表明，定态、振荡、混沌和噪声四个基本数学概念可用以刻画人体生理时间序列的特性，认为生理节律（physiological rhythms）对生命至关重要[2]。中国运气学说亦认为气候变化与生物生态有五运周期、六气周期及十天干、十二地支、三十干支、六十干支等周期的节律性变化。这些都是生命与宇宙大循环运动的不同小循环的反映。

从大宇宙角度看，循环的圆形运动比起单纯的上升或下降、出或入的直线运动更为普遍、更为根本。同样，生命的圆形运动是生命发生、发展、变化的最基本形式。

2. 生命的圆形结构

中医学与气功学以圆形理论为指导观察人体生命的结构。中医藏象学说以五行生克的圆形动态结构为基础，五脏六腑配属五行，依木火土金水顺行次序构成相生的圆形结构，依隔行次序构成相克的圆形结构，此外人体的五窍、五体、五情与宇宙的五时、五化、五色、五味、五音、五方等又统纳于这个循环的圆形结构中，形成交错复杂的圆形动态网络。

在人体结构学说中，中国人体科学强调的是动态结构，而非静态结构。这个动态结构模式即太极象数模式，五脏在人体中所处位置是：上为心，下为肾，左为肝，右为肺，脾居中央。这与西方的实体解剖医学大相径庭，不少人据此攻击中医为不科学，殊不知中医采用的是动态的太极象数模式。这个模式的基本结构为：离火居上（南），坎水居下（北），兑金居右（西），震木居左（东），坤土居中央，以五脏配应之，恰好是中医五脏方位。就"左肝右肺"而言，配应左边的震木、右边的兑金，而左震木主升，右兑金主降，这与肝主升发、肺主肃降的生理功能也是完全一致，脾胃为坤土，居中央，调控四方。可见五脏系统是一个升降循环、生克制化的动态圆形结构系统。中医人体生命理论注重动态、注重联系，因而应该说更接近于活体的"人"的本质。

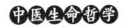

中医经络理论认为人体有十二经脉、奇经八脉、十二经别、十二经筋等，是运行全身气血、联络脏腑肢节、沟通上下内外、调节体内各部分功能活动的通路，是人体特有的组织结构和联络系统。十二经脉的分布规律是凡具有表里关系的经脉，均循行分布于四肢内外两个侧面的相对位置，并在手或足相互交接。手三阴，从胸走手，交手三阳；手三阳，从手走头，交足三阳；足三阳，从头走足，交足三阴；足三阴，从足走腹胸，交手三阴。具体为：手太阴→手阳明→足阳明→足太阴→手少阴→手太阳→足太阳→足少阴→手厥阴→手少阳→足少阳→足厥阴→手太阴。构成"阴阳相贯，如环无端"的闭合循环之"圆"。奇经八脉与脏腑没有直接的络属关系，相互间也没有表里关系，但与十二经脉交叉贯穿，对十二经脉起到统帅督导、分类组合的作用，其中任脉与督脉的连接成为全身经络的主导，任脉总任全身之阴经，督脉总督全身之阳经。冲脉调节十二经气血；带脉围腰一周，约束诸经；阴跷脉、阳跷脉主一身左右之阴阳；阴维脉、阳维脉维系三阴、三阳经。奇经八脉与十二经相交叉，与络脉、经别、经筋相沟通，构成纵横交错的循环网络。

道家丹道理论中，小周天路线沿任督脉分为下丹田、尾闾、夹脊、玉枕、泥丸、黄庭及上下鹊桥（三田、三关、二桥）八处关口，构成人体中轴圆形结构。

生命的圆形结构与圆形运动是密不可分的。圆形结构理论突出了人体各结构的内在与外在的联系，其结构是动态的，是与功能紧密结合的。而西方人体理论注重静态解剖，注重局部分析，割裂人体各部位、各器官、各组织的必然联系，将人体肢解为无关联的各个局部。可以说这是一种线性结构的人体理论。只适用于死体，而不适用于活体。与之比较，中国人体科学堪称活体科学。圆形结构较这线形结构更符合人的结构特性。

3. 生命的圆形炼养法

既然生命的结构、生命的运动都是圆形的，那么增强生命体质、延长生命寿限的炼养方法也应该符合"圆"的规律。实际上中国道家、医家乃至佛家、儒家的养生原则与方法正是遵循了"圆道"生命规律，"圆形养生"可以说是中国养生法的精髓和中国养生理论的合理概括。

被称为"万古丹经王"的《周易参同契》（简称《契》），以日月气候的变化周期来说明人体信息运动规律，《周易参同契》说："周流行六虚，往来既不定。""五六三十度，度竟复更始。""寅申阴阳祖，出入终复始。""如是行四时，五行得其理。"分别概括了朔望月、日辰、年时的变化周期，实以此论述丹道运行的周期与节律。《契》言天实指人体，《契》中的"黄道""子午""朔望""日辰""年时"或指任督，或指火候，或指丹药。日、月、年是周期循环的，人体丹道火候也是周环消长的。此后晋·葛洪《抱朴子》、魏夫人《黄庭经》，唐·钟离权、吕洞宾《钟吕传道集》，直至北宋·张伯端《悟真篇》，将丹道理论不断发展，使内丹术臻于完善，内丹术包括"炼精化气，炼气化神，炼神还虚"。其三个阶段，从先天之"虚"到后天之"虚"是一个大循环。在炼精化气阶段，行小周天。于活子时时，精气神发动，在意念作用下，内气起于下丹田，沿督脉逆行而上，至泥丸上丹田再循任脉顺行而下，复至下丹田循行一周，为炼药一次，完成一次人体中轴圆炼养。炼气化神阶段，行大周天。起于正子时，沿全身经络做环周运行，范围比小周天广，其循行路线或走十二正经，或走奇经八脉，或交叉圆活运动，虽因人而异，但均不离周环运行。炼神还虚阶段，以上丹田为"炉"，以天地宇宙为"鼎"，人与宇宙合而为一，超越语言思虑，纯由意想而成，以达到"出神"而趋于物我同化，常定常寂，一切归元。此时宇宙与人已构成一个圆融无碍的大圆，宇宙与人的信息能量循环交通，人成为具有六神通功能的宇宙人。

道家气功强调了"逆"字，所谓"顺则成人逆成仙，只在其中颠倒颠""九还七返""返本还元"，提出了人体生化的可逆性原则。如果从"圆"的

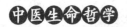

实质上考虑，逆向与顺向不仅不矛盾，而且恰好合而为一。圆上任何一点互为顺逆、互为终始、互为因果，顺行向前与逆行向后只是视觉角度的不同，而没有本质的差异。气沿任脉由上而下为"顺"。沿督脉由下而上为"逆"，两者相连，构成中轴圆。顺向是逆向的终点或始点，逆向也是顺向的终点或始点。

被现代公认并举世称誉的"太极拳"是太极八卦理论在武术健身方面的运用，是以一理（太极之理）、二义（阴阳之义）、三变（阴阳运动及其变化）、四妙（妙用至神之道）创造出来的富有哲理性的拳术。在手法上以掤、捋、挤、按、采、挒、肘、靠为八卦，步法上以进、退、顾、盼、中定为五行，合为十三势，一切都讲究贯串圆活。无论是养气蓄劲，还是进招运式，都是在做圆形运动。太极拳静中寓动、动中寓静，含劲而吐柔，虚领顶劲、气沉丹田、阴阳相合，实质上正是一种动静相合的气功。事实证明圆形运动、圆形功法是强身健体的最佳锻炼方法。

人是一个自控系统，其中心神是这个系统的控制中枢，对人体各部分具有反馈作用。气功是一种通过自觉锻炼意识，提高心神自我调控功能的养生修炼方法。气功的关键在于炼"神"，即优化心神，激发心神的自我调控功能。"心为君主之官"，心神管理形体四肢，发布命令传导到形体四肢及各组织器官，而形体四肢及各组织器官的感觉又反馈给心神，这种反馈调节是一种双向传导，构成一个闭合回路。"反馈系统中的因果链……只是加了一个反馈环路，因而变成循环的因果关系[3]"，可见气功心神的反馈调控是以循环的因果链为基础的，从而表现为以心神为圆心的圆运动形式。

就整个生命过程而言，虽然至今还无法证明一个人会"逆向"回归到婴儿状态，但通过气功锻炼使某些生化指标向童真方向返还，从而延年益寿，这种事例也是不乏枚举的，应该说从终点真正回归到始点的圆形循环，在生命过程中是不存在的，"圆形"乃是对循环运动形象、宽泛的表述，是事物运动大规律的写照。如果将生命巨系统的运动形式看成是一个大圆，那么其中又包含无限多的小圆，使人体某些指数复返或接近于婴儿，使生命过程中的某些小圆更接近于真圆，正是生命科学追求的目标。

4. 生命圆的开放性

中国传统生命科学建构的生命圆形理论，看似封闭的，其实是开放的。生命圆的开放性可从下述三方面得以体现。

从生命的圆运动过程看，圆运动具有一定层次性。人体与外部世界的一切生化系统时时进行的气化循环运动是最高层次的大圆运动（大循环），周身上下内外气血津液的升降出入是次高层次的圆运动（次循环），而体内各脏腑经络组织器官的气血津液的不同生化过程是较低层次的圆运动（小循环），还有更低层次的圆运动（微循环）。大循环中包含小循环，环环相扣，圆圆相通。不同循环圈有不同的作用，每一循环圈并不是固守不变的，也不是封闭的，循环圈呈开放状，一个循环可跨入另一个循环。就"气"的循环而言，任督脉小周天的循环可跨入全身大周天的循环，由小周天进入大周天，是一种升华，是一个圆切入另一个圆，其本来的圆并未损坏。同一个圆循环中也可容入新的内容，而产生量变或质变。如果新内容与原循环不抵触，只是数量的变化，则仍属原循环圈。或使原循环圈进入更高层次的循环圈，实现"螺旋式上升"，或使原循环圈退化、下降，进入次一级循环圈，如新内容导致原内容发生质变，则打破了原循环圈。如果新内容致使原循环圈失衡，则进入病态的循环圈。由小周天循环进入大周天循环，是螺旋式上升。如人体内正常的气的周环运行遭阻滞或逆乱，则脏腑经络的协调统一就被破坏而发生多种病变，进入病态、失衡的循环圈。

从生命的圆结构模型看，这种以阴阳五行为代表的象数模型，从本质上可表述为"二体三用"模型[4]，"二"指阴阳对立双方，事物两端，是事物最终性质层次的哲学分析；"三"指阴阳两面或双方的中介、关系、和合、

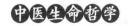

圆融，也是事物存在状态层面的哲学分析。"二"的阴阳、矛盾是功能物质，是可感知、可抽象的"体"；"三"所表示的"中"，虽也是一位分类状态，但更重要是指参合、调中，是"用"。体用合一不二。五行的基数是"三"，是"二体三用"的组合的最佳模型。生命内系统按照"二体三用"（阴阳五行）模型将人体外系统——宇宙自然万物纳入其中，使人体内环境与外环境有机联系在一起，相互沟通，相互作用，因而它是一种弹性的、可以无限类推的、开放的思维模型。

从生命炼养方法上看，使生命康寿的最关键因素是精气神，而精气神又有先天后天之分，先天者称元精、元气、元神；后天之精主要指水谷精微，后天之气指呼吸之气，后天之神指修炼的精神作用，这些都是后天输入生命圆系统的能量信息。如果生命之圆是封闭的，那么就必然与外界隔离，后天之精气神就不可能输入，就是阴阳离绝、天人离绝状态，生命也就不可能得以存活。气功炼养的作用就在于打通先后天、人体与自然的信息通道，使生命处于一种良性的开放状态。

开放的圆形理论与现代科学的耗散结构理论十分相似，耗散结构理论认为一个远离平衡态的开放系统，由于引入"负熵"而使该系统由无序走向有序。《周易》六十四卦是一个远离平衡态的开放系统[5]，"二体三用"的生命圆模型也是一个开放系统。后天精气神引入体内、宇宙万物能量信息按五行纳入五脏，从某种意义上说就是引入"负熵"，从而使人体生命向有序化方向发展。

参考文献

[1] 张其成. 周易循环律的特征及普适意义 [J]. 孔子研究, 1996, (3): 15-20.

[2] Leon Glass and M. C. Mackey. 从摆钟到混沌：生命的节律 [M]. 上海：上海远东出版社, 1994.

［3］贝塔朗菲．一般系统论［M］．北京：社会科学文献出版社，1987．

［4］张其成．生命的"二体三用"模型［J］．北京中医药大学学报，1997，（1）：24－27．

［5］李标，张其成．易学心知［M］．北京：华夏出版社，1995．

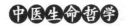

中医学生命模型的特征和意义①

中医哲学首先要研究中医的认识论和方法论问题，这个问题研究好了，对认识论、方法论可能是一场革命。中医为什么要用整体综合的方法，而不是分析还原的方法？中医为什么要用象数、阴阳五行来构建藏象学说、经络学说、体质学说、病因病机学说、证候学说及药物的四气五味学说、方剂的君臣佐使学说？中医学的这套认识方法究竟有没有意义？按照这种认识方法究竟能不能揭开生命的秘密？这是中医哲学应当研究的重点问题。现在占主流的哲学家认为，认识的主体和客体应该分开，但中医认识生命却要内求、内视、内观，主客体合一，这种认识方法千百年来被证明是有效的，这对哲学认识论是不是一个挑战？

中医哲学研究的另一个重点问题是中医的本体论和生命观。中医关于生命的一个重要学说是"气"，中医将生命分成精气神或形气神三个层面。"气"是生命的本原，是精和神的中介，介于有形和无形之间，并偏向于无形。在"气"的层面，还有很多现代科学所解释不了的地方，而这一点恰恰是中医的精髓。儒释道哲学偏重于社会政治层面，而中医则偏重于生命科学层面，这在异常生命的认识上大大丰富了中国哲学的内涵。

中医学与西医学的生命观截然不同，中医采用虚性的"思维模型"方法，西医采用实性的"物质模型"方法，这正是中西医的本质差别之所在[1]。笔者认为，中医学的生命模型可以概括为"气–阴阳–五行"模型。

---

① 原载于《河北学刊》2007 年第 3 期。

一、"气－阴阳－五行"模型是中医学最基本的生命模型

"气"在中医学中不仅是表示生命本原的范畴，而且是一个表示生命构成的模型。"气"字在甲骨文中已经出现，原指气体状态的存在物，如云气、蒸气、烟气及风等。到了西周时期，"气"已从表示有形可感的实物转变为无形的抽象概念。中医学的"气"虽然有的场合具有实指的意义，但气非形体却是形体之本，"气"成为生命实体的初始化模型，具有超形态性和功能性，是中医学生命模型的基点。

"阴阳"在中医学中除了表示物质实体外，主要是一种思维模型。"阴阳"原本是指阳光照射不到与照射得到的地方。后指相互对立的两个实体，如日月、天地、水火、血气、魂魄、男女等。到西周时期，"阴阳"指无形的二"气"，这一抽象和无形的"气"，初步具有了哲学意味。在《黄帝内经》中，无论是作为生理学、病理学基础的藏象学说、经络学说，还是作为诊断学、治疗学基础的四诊、八纲、证候、本标、正邪等学说，均是阴阳思维模型的运用。中医运用"阴阳"以阐释人体生理功能、人体病理变化、疾病的诊断辨证、治疗原则及药物的性能。用阴阳的对立制约、互根互用、消长平衡及相互转化来阐释人体生命现象、生命活动的客观规律及人体与自然相应的整体联系。阴阳模型是中医的最基本模型。

"五行"模型是中医解释人体生命的分类及相互联系的模型。中医按照五行模型将人体生命做"五"的功能分类和概括，并用五行的生克乘侮、亢害承制来解释人体生理、病理现象及其变化规律，进而说明诊断、辨证和治疗原则。在五行模型中，五行与五脏的配属为中心，五行是纽带，将器官（五官）、形体（五体）、情志（五志）、声音（五声）及方位（五方）、季节（五时）、颜色（五色）、味道（五味）、生化（五化）等纳入其中，以此说明人与自然的统一性、人本身的整体性。五行的生克乘侮是事物联系、人体

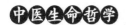

功能活动联系的法则。在生理上，五行相生、相克说明脏腑之间正常的资生与制约的联系，五脏中每一脏都具有生我、我生、克我、我克的生理联系，这种联系把五脏构成一个有机的整体。

《黄帝内经》将"气"模型、"五行"模型与"阴阳"模型相结合，共同构成阐释生命现象和生命规律的综合模型。"气－阴阳－五行"是一个三级合一的思维模型，三者之间具有互换性。气、阴阳、五行互为补充、互为印证。从气的角度看，阴阳是二气，五行是五气；从阴阳角度看，气是阴阳的未分状态，五行是阴阳的分化状态；从五行角度看，气是五行的起点，阴阳是五行的基础。气－阴阳－五行是一个逐渐生成和分化的过程，是三个不同的层次。《黄帝内经》根据人体的实际情况对阴阳做了有限的划分，其中"三阴三阳"是中医的发明。从某种意义上说，五行也是阴阳所化生，五行就是两对阴阳（水与火、木与金）加上中土。

二、中医学生命模型的特征

1. "气－阴阳－五行"模型是超形态的功能模型

"气－阴阳－五行"模型具有虚实结合、以虚为主，体用结合、以用为主的特征，从本质上说是一种非实体的、虚性思维模型，已从物质实体转变为功能实在。虽然"气""阴阳""五行"最早都表示特定的物质实体，而一旦成为一种思维模型，成为一个哲学范畴，并被中医广泛运用时，就不再指有形态结构的物质、实体，而是指超越形体的功能和属性。如在《黄帝内经》中，"气"的主要功能是：气是天地万物的本原，是生命的基本条件，是天地万物感应的中介。"阴阳"从单纯指背阴、向阳的实体转变为两种相反、相对的功能属性，凡具有推动、温煦、兴奋、发散、上升的功能，则属于"阳"；凡具有静止、寒冷、抑制、凝聚、下降的功能，则属于"阴"。"五行"从五种实体的元素材料转变为五种基本功能属性、五种分类原则。

《黄帝内经》建立的五脏系统，是五行模型作用的结果，表示人体生命五类功能体系。按照这一模型，中医建立的五脏并不是人体解剖形态上的肝、心、脾、肺、肾五个形态脏器，而是具有五种相关功能的多个脏器的组合，这样组合起来的"五脏"显然是超形态的。

2. "气－阴阳－五行"模型是关系性思维模型

"气－阴阳－五行"表示的是关系实在，属于关系性思维，它注重事物与事物之间的关系、事物内部部分与部分的关系，超过了注重事物的形体及事物的内在构造。如"气"往往表示联系万事万物、联系每一物体内部各部分的中介。物体与物体之间、每一个物体内部都充满了气，在气的作用下，万物相互感应，相互融和，才成为一个合一的大整体，每一个事物才成为一个内部互有关联的整体。"阴阳"也是一种关系，阴阳的关系有：阴阳互根，阴阳互动，阴阳消息，阴阳交感，阴阳互制，阴阳争扰，阴阳转化，阴阳胜复，等等。"五行"更是一种关系模型，五行之间的关系主要有五行生克、五行乘侮、五行胜复、五行制化等。笔者认为，与西方的"四行"（水、火、土、气）、印度的"四大"（地、水、火、风）相比，"五行"为什么更为高明、流传更久？其原因不是比"四行"多分出一行就更精细，而是五行建构了彼此之间错综复杂的关系。也就是说，五行的价值不是体现在分类学上，而是体现在思维方式上。

3. "气－阴阳－五行"模型是相对性模型

"气－阴阳－五行"模型是一个相对性模型。如"阴阳"是相对的，不是绝对的。第一，"阴阳"随着比较标准的改变而改变。阴阳是通过比较来确定的，单一方面无法定阴阳，没有比较标准也不能定阴阳；比较标准不同，所做出的阴阳判断也不同。第二，阴阳随着关系的改变而改变。阴阳并非是实体，也不是事物所固有的本质，阴阳表示的是事物之间的关系。如在男与女这组关系中，男是阳，女是阴；而在父母与子女这组关系中，女（母）则

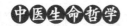

为阳，男（子）则为阴。第三，阴中有阳，阳中有阴。因为阴阳是层层可分的，阴阳中复有阴阳。如昼为阳，夜为阴；昼中，上午为阳（阳中之阳），下午为阴（阳中之阴）；夜中，前半夜为阴（阴中之阴），后半夜为阳（阴中之阳）。再如"五行"，同样要随比较标准和彼此关系的改变而改变，同样具有每一行兼含"五行"的现象。至于"气"的相对性则表现在其动态性上，《黄帝内经》中的"气"具有运动不息、变化不止、连续不断的特性。气的运动形式称为"气机"，气机必然产生各种变化，从而化生天地万物，称为"气化"。气无形质而可以渗透、贯穿到一切有形质的事物之中，无处不入，无时不入；同时，气又可以吸收其他事物的成分而组成各种各样的气。

4. "气 – 阴阳 – 五行"模型是全息性模型

"气 – 阴阳 – 五行"模型具有全息性、整体性、普遍性。仅以藏象学说为例，五脏的整体性表现为两方面，一是五脏一体，二是人天一体。五脏中的任何一脏都蕴藏着其他各脏及人的整个生命体的信息。中国古代即有五脏互藏之说。如明代张介宾的"五脏各具五行之妙"和"五脏各兼五气"，周慎斋的"各脏皆有脾胃"，清代何梦瑶的"五脏各具五行"，都说明每一脏都包含了五脏的信息。除此之外，每一脏腑还蕴含宇宙自然的信息，这是天人相应、天人合一思想的反映。

"气 – 阴阳 – 五行"模型还是一个具有普遍性的思维模型，"气"至大而无外，至小而无内，充盈宇宙万物之中。《黄帝内经》认为："气始而生化，气散而有形，气布而蕃育，气终而象变，其致一也。"（《素问·五常政大论》）气不仅生成万物，而且充斥于万物生长化收藏的整个过程当中，连贯而不间断。天地万物皆含阴阳五行之气，阴阳五行作为特殊的分类方法，则可以运用于世界万事万物。

5. "气 – 阴阳 – 五行"模型是重时轻空的模型

"气 – 阴阳 – 五行"模型具有时序性特征，时空合一，重时间属性，轻空间属性。"气"的运动变化具有时间属性，"阴阳"的对立、转化、流行也具有时间属性。"五行"常用来表示五类事物之间的排列次序和变化过程。《尚书·洪范》"一曰水，二曰火，三曰木，四曰金，五曰土"的次序，被后世用来说明事物发展的节律和周期。但五行的次序并不固定，如何排列往往与社会历史、一年四季相配合，并用来说明各自的循环周期和兴衰变化。不同的五行次序往往反映不同的宇宙发生观和事物运动周期观。《黄帝内经》也用了多种次序，有的用相生次序，有的用相克次序。五脏模型具有很强的时序性，依据五行空间方位规定，五脏的空间部位是心（火）上，肾（水）下，肝（木）左，肺（金）右，脾（土）中央，这种空间排列显然不同于人体解剖生理学上的脏器排列，而是一种时序性排列。《黄帝内经》早就提出"四时五脏阴阳"之说，近代名医恽铁樵也说，五脏"非血肉之五脏，乃四时之五脏也"。五脏功能系统实际上反映了自然界四时的阴阳消长变化的时间节律。

三、中医学生命模型的意义

人体生命是一个开放的复杂系统。"气－阴阳－五行"模型有助于揭示生命的整体性、动态性、开放性、自相似性、自组织性的本质。

"气－阴阳－五行"模型从整体出发，立足于整体来分析部分及部分之间的关系，通过对部分的分析来达到对整体的理解，如五行－五脏模型揭示了脏与脏、脏与腑的复杂关系，说明五脏是不可分割的，五脏之间彼此联系才突现生命功能的新质。此外，五脏还与时间、空间等体外信息相互对应，构成了一个内外沟通的有机整体。五脏学说的最大特点是把人看成是动态的"活系统"，五脏之间的生克制化维持人的动态平衡。五脏之间的乘侮逆行打破人的动态平衡，中医就是调整五脏模型，使之从不平衡到相对平衡。五行－五脏模型，可以说是最优化的结果。为什么不把人的功能结构系统分为

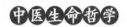

六脏、七脏，而最终选定五行模型？这固然有文化观念的因素，但也是古人在经过理性选择、临床验证之后的最优化选择。所以，五脏模型是对人体功能的简化和理想化产物。

总之，西医采用生物医学模式，而中医则取大生态、大生命的医学模式。在思维方法上，西医采用纵向的、机械的、还原分析的方法，导致对人的认识从器官、组织、细胞到 DNA、RNA，注重生命微观的纵深探讨，在形态、结构、细节上达到相当的高度。中医采用横向的、有机的、整合的方法，从整体、宏观、功能、动态、联系上认知生命，因而在对生命复杂现象的直觉观测、灵性感悟、整体把握上具有较强优势。

参考文献

[1] 张其成．模型与原型：中西医的本质区别［J］．医学与哲学，1999，（12）：25－27.

生命的养护

天佑中华有中医①

引言：中国古代自然哲学认为，世界是由木、火、土、金、水五种元素组成，它们统一有序又相互联系。世间百草皆有属性：寒热温凉，辛酸甘苦咸。四气五味，各有所司。人也是自然之子，有五脏六腑、七情六欲。以自然之物，自然之法，医自然之身。古朴的哲学思想诞生了神奇的中医学。于是，五千年来，一根针，一把草，护佑了千千万万炎黄子孙。

一、自然之物，治病良药

但凡中国人，很少不是在中医药的浸泡下长大的：春温风寒，喝板蓝根；秋燥咳嗽，饮枇杷露。冬至，炖当归牛肉汤；夏临，熬绿豆汤清火……为此，一位日本留学生在向他的同胞介绍中国时说："中国人有许多生活智慧。"

用自然之物养生或治病的生活智慧，是中国人留传亘古的宝贵遗产。这就是至今仍让一些外国人以为是迷信、妖术的中医学。追溯中医学的历史可知，"世间百草皆入药"，是人类逐步认识自然和总结实践经验的产物。这在《史记》中可以找到证明："神农氏尝百草，始有医药。"神农氏生活的时代大约是中国原始社会的农耕时代，虽然神农氏究竟是为了寻食还是寻药而尝百草这一点仍有疑问，但它都生动地说明中医学是建立在对自然的认识的基础上的。史书还记载黄帝轩辕氏和他亲近的大臣岐伯、雷公尝味草木、论理经脉的故事。因此炎帝神农氏与黄帝被后世共尊为中华医药的始祖。

---

① 原载于《国家地理杂志》2003 年第 7 期。

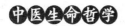

植物（矿物、动物）实乃治病良药。如果我们用心留意，就会发现身边处处有药，而不必四处寻医、重金买药。春天野地里随风飘飞的蒲公英，也叫金簪草、黄花地丁，味甘、苦，性寒，具有消毒、解热功效。将它煮水喝可以治疗乳腺增生，消肿块、解毒热，也可用来乌发。生于田间、路旁、荒地的野菜马齿苋，味酸，性寒，可以散血、解毒疮，捣烂以后敷上就能消肿。20世纪70年代，北京一家工厂不少人闹痢疾，该厂医务室就是让大家喝了用马齿苋熬的水止痢的。杜仲是我们常见的中药名，它是一种药树，又叫木棉。杜仲的用处是强筋骨、补肝肾，久服，可以轻身耐老。如果有谁脚酸疼，虚乏，就可以找它。1972年，随着美国总统尼克松的访华，中医药学也打动了美国人的神经，当他们将有补血活血功效的当归提取液注入宇航员体内，意外发现这种中药可以使宇航员的血液循环在太空中保持正常。

以自然之物为医药宝库，使中医中药有取之不尽、永不衰竭之感。成书于汉代的中药学第一部经典，后人托名神农炎帝的《神农本草经》，与《黄帝内经》《伤寒杂病论》并称中医药学的三大经典。《神农本草经》总结了东汉以前的药物学知识，不知是否与人认识自然有关，全书按照一年365日之数，收载了365种药物；又按照天地人三才的布局，创造了上中下三品（药物毒性）分类法。北宋四川名医唐慎微的《经史证类备急本草》（简称《证类本草》），是一部本草史上划时代的巨著，其中共记载药物1748种，医方3000多首，使本草学在宋代形成了一个高峰，直到李时珍的《本草纲目》（记载药物1892种，附方11096首）问世后，它的作用才稍微减弱。英国科技史家李约瑟评价说："12、13世纪的《大观经史证类本草》（大观二年校正刊行的《证类本草》），要比15、16世纪早期欧洲的植物学著作高明得多。"

二、君臣佐使，用药如用兵

神奇的自然赋予了中医神奇的疗效。就是这个唐慎微，史载他治病是百不失一。据与唐慎微同时代的一位四川官员宇文虚中回忆，唐慎微举止朴拙，不善言辞，而医疗技术却神奇惊人。宇文虚中的父亲曾患风毒之病，经唐慎微治疗后很快痊愈。但这种病却不易断根。唐慎微就写了一封信给他，并在信封上注明何时可以开封。日子到了，宇文虚中的父亲果然再次犯病。按唐慎微的嘱咐，他打开了封存已久的书信，只见上面写有三个方子，宇文虚中的父亲依方行事，半个月后病即彻底根治。

这个听来仿如诸葛亮锦囊妙计的故事，神奇得大有不可信之感。但是翻阅一下医史，类似案例，比比皆是。即便在当代，也不乏妙手回春、起死回生者。现已90岁高龄的关幼波老先生就是有名的"肝炎克星"。无论是黄疸性肝炎、肝硬化腹水等，都是药到病除。

1976年，关老被请去首都钢铁厂医院看一位重病人。当时已是夜里10点。病人面如敷纸。主治医生介绍，她刚生完小孩不到3个月就忽然病危。诊断书上写着：肝坏死，肾衰竭。关老正要给病人诊脉，站在他身后的两个徒弟同时拽了一下他的衣服，他们的意思很明白：人已经没治了，您再看，如果死了，可就说不清是谁的责任了。借着不亮的灯光，关老又仔细看了看病人：眼角、嘴角和下身都在流血，而且高热不退。他也很犹豫，但最后还是决定向死神挑战！

病人脉象虚弱。按照自己一贯的中医理论，祛邪必先扶正。先开一剂独参汤。人病将亡，表明元气即绝，而人参可以固护元气。接着他又开了个方子，两剂药下去后，奇迹出现了：久已昏迷不醒的病人清醒了！血止了！热退了！后来又经过几剂药，病人就逐渐康复了。被病人称为再生父母的关老用了什么奇方异药呢？关老说，根据他父亲（名医关月波）的经验，在这些药中，他加用了羚羊角。羚羊角，性寒、味咸，能平肝息风、清热定惊，主治惊痫抽搐、头痛、目赤肿痛、热病神昏、谵语发狂等症。1946年，在给一位得了霍乱的姑娘治病时，他也是用了羚羊角退高热的。

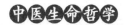

"羚羊挂角，无迹可寻"。明医之医术也有出神入化之感。而欲达此境界必须深谙药理、药性、药法，勤求古训，博采众方，方可"用兵（药）如神"。然而神医并非旦夕之功。因为每一种植物、矿物甚至动物的性能、形状、颜色、气味、功用，都与生长环境、土壤、气候、阳光、雨露等因素息息相关。

在药方中，最常见的药是甘草，医家把它奉为"国老"。此乃甘草有君子品性之故：药生则泻火，炙则健脾胃而和中，解百毒而有效，协诸药而无争。此话怎解？原来，甘草有甘草节儿、甘草梢儿。甘草节是治关节痛的；甘草梢儿是利尿的；生甘草是解毒的，炙甘草是缓中的。一株小小的甘草就有四种用途，不知其理，焉能下药？为此中医学才显得如此难以把握、神秘莫测。庸医常见，明医难寻。

中药的特性与作用有性味、归经、升降浮沉及有毒无毒等，药物的四气五味——寒热温凉，酸苦甘辛咸，各有所司。根据疾病，将各味药按一定原则配成"方剂"，俗称"汤头"，才能真正治病。方剂学鼻祖是东汉的"医圣"张仲景。不过传说，商汤时，汤王的宰相伊尹就创制了"汤液"即"汤药"。

方剂的组织原则在《神农本草经·序》里有生动形象的说明：即"君臣佐使"。

"君臣佐使"是根据药物在方剂中所起的作用划分的。君药是方中的君王，臣药是方中的宰相，佐药是方中辅佐，使药乃方中使者。

在张仲景的《伤寒论》中有一个著名的方子，叫"麻黄汤"，由麻黄、桂枝、杏仁、甘草四味药组成。麻黄是君王，桂枝是宰相，杏仁是辅佐，甘草是使者。麻黄发表散寒，桂枝和营资汗，杏仁宣肺降气，甘草调和诸药。如此布阵，是对付风寒表实的良方。

众所周知，《伤寒杂病论》是医圣张仲景集几十年努力在晚年时（公元

205 年）完成的医学巨著，它包括"伤寒"和"杂病"两部分，后经晋代名医王叔和的整理，将书分成《伤寒论》和《金匮要略》两部，它们分别记载113 方、262 方，用药分别为 87 种和 116 种。这些原方的药物配伍精练，主治明确，一直被后世当作"经方"使用（后人根据此方进行加减使用的称"时方"），1700 多年来的临床实践证明，这些经方的疗效非常显著。后世不少医家读了这本书后，连连赞叹道："此真活人书也。"

三、望闻问切，三因治宜

"望而知之者，望见其五色，以知其病；闻而知之者，闻其五音，以别其病；问而知之者，问其所欲五味，以知其病所起所在也；切脉而知之者，诊其寸口，视其虚实，以知其病，病在何脏腑也。"

这段话出自战国时期神医扁鹊的《难经》，"望闻问切"是中医独特的诊断方法。在东方"天人合一"的思想影响下，中医学认为，人体也是一个有机的整体，各个组织器官在生理上相互联系，在病理上相互影响。通过望、闻、问、切，可以全面系统地了解病情，准确"辨证"，然后治病。用专业术语来说叫"辨证施治"。它体现了辩证法和系统论的思想。比利时著名学者普利高津曾说："中医传统的学术思想是着重研究整体和自发性，协调与协同，现代科学的发展更符合中医的哲学思想。"

与中医的整体观不同的是，西医是微观的"辨病施治"。用形象的比喻就是：中医是见"森林"，西医是见"树木"。西医肝炎专家常德成对此有深刻体会。多年来常德成是用中西医结合起来的方法治疗肝炎的，这使他获得了很大的成绩，找他看病的人总是排成长队。常德成说："在治疗慢性肝炎上，西医近年来采用基因、分子生物学等手段，对该病的研究获得了很大进展，也取得了对于抗病毒和调节免疫是其主要治疗方法的这一共识，但是至今仍没有特效药物治疗。而对此中医独具特点和优势。中医强调辨证施治，

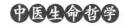

重视病人个体差异。虽然同是慢性肝炎，病程长短不同，通过辨证进行不同的治疗。而不是千篇一律地按照化验去治'大三阳'。气滞血瘀者，当以祛邪为主；气虚血滞者，当以扶正为先。"

辨证施治的原则，使中医不是头疼医头，脚疼医脚。而是根据病人的体质、体征，结合天气、地理、病史等诸多社会因素确定症结和治疗方案。所谓因地而行、因人而异。同病异治，异病同治。关幼波先生就一直对他的徒弟说："中国的国土幅员辽阔，南北方人的生活环境、体质状态均有差异，因此，同样的病，在用药、剂量上应有所不同。给内蒙古人看病，药的分量要加倍。否则没有效力。因为内蒙古寒冷，当地人多吃牛羊肉，净喝牛奶，少吃蔬菜，身体强壮。所以药力要加强。"名医之所以也是明医就在于"善乎明辨"。

不过，关幼波老先生年轻时也曾被病人"考"过。

有一天晚上他在体贤堂坐堂。来了两个人到了挂号处却不挂号。"我先让大夫号脉，他要说对了我的病，我马上挂号。"病人这样说道。

关幼波抬眼看去，只见他们面色黧黑、两眼无神。显然是长期在地下作业的结果。一问，果然是京西门头沟的煤矿工人。号脉后，关幼波说："你是胃病，吃东西不好。噢，有时还打嗝，出酸水，厉害的时候还闹肠胃病，泻肚。"话说到这，病人已听得目瞪口呆。这时旁边那个人说："你号了他的脉才知道，你不号脉知道我的病吗？"关幼波一笑："你呀，跟他一样，甭号脉。"

望而知之谓之神，闻而知之谓之圣，问而知之谓之功，切而知之谓之巧。这"神圣功巧"是医家的真功夫。因人因时因地辨证，贵在知常达变。平凡的望闻问切里包含了多么深厚的人文科学与自然科学道理。

四、神医神术，道法自然

除药物外，中医学还有各种听来匪思的药物疗法。在梁羽生、金庸的武侠小说中，常见其面，什么经络点穴、运气疗伤、柳枝接骨……在这个成年人的童话世界里，我们不会怀疑这些医术的真假。可是一回到现实，又有多少人信以为真？

其实不少医术在古代的权威性史书中都有记载，在当代现实生活中还在运用。在傅青主《金针度世》书中就有关于柳枝接骨的记载：

把剥了皮的柳枝整成骨形，柳枝中间打通成骨腔状，然后放在两段碎骨头的切面中间，代替被切除的骨头，在安放时，木棒的两端和骨头的两个切面都要涂上热的生鸡血，再把一种能生长肌肉的"石青散"撒在肌肉上，把肌肉缝好，在接合部位上敷上接血膏，夹上木板以固定骨位，便大功告成。那么里面的柳枝呢？植入骨中的柳枝，会被钙化，成为骨骼。自然的植物成为人体生命的延伸，可谓上帝的造化了。不过在中医学里，人就是自然，自然就是人。而柳条接骨，让人与自然融为一体，这或许就是中医的魅力所在吧。

在北京的近郊，有一位百岁老人"双桥老太太"，稍微上点儿年岁的人几乎没有不知道的。在医学界，她是公认的中医正骨专家；在老百姓的心目中，她是"捏骨神医""华佗转世"。在她 80 多年的行医生涯中，经她亲手治愈的患者就有数万人，听说哪怕是粉碎性骨折，她隔着皮肉给你捏捏揉揉，断了的骨头就都接上了。她的名字还是在给邓颖超治好了腰痛后，周恩来总理给起的。

老人叫罗有明（名），一生充满了传奇般的色彩。1900 年她出生在河南省夏邑县的罗楼村，是有 300 年历史的"罗氏正骨法"的第五代传人。"罗氏正骨法"的主要特点是：手法诊断，手法治疗。在对骨折、骨关节脱臼、颈椎综合征、椎间盘脱出、软组织损伤、骨质增生、多种腰疼病的治疗上，显效快、治愈率高。

有一年冬天，一个青年人进门就给罗有明跪下了，求她救救他母亲。原

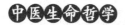

来，7个月前，他的母亲不慎掉进地窖，致使全身瘫痪，连话都说不清。吃饭只能往嘴里灌点汤。罗有明仔细检查后确认病人颈寰枢椎错位，骨折，压迫脊髓神经，导致瘫痪。这是骨伤科的危重病症。罗有明把病人身上的石膏全部取下，经过一番摸、拿、推、捏，病人的颈寰枢椎就复位了。罗有明问病人："好些吗?"病人竟从嘴里吐出三个字："好些了。"罗有明又让那个青年人轻轻地将他母亲扶起来，试着走了两步。哇! 一家人惊呆了：躺了7个月的瘫痪病人只一会儿工夫，竟神奇般地好了。

中国大哲人老子说过："道法自然。"中医有一句名言："有诸内必形诸外。"内在的疾病一定会反映在外表。罗老的手法正骨及诸如刮痧、推拿、按摩等，都体现了中医由外治内、内外相通的整体观思想。这种自然疗法，表面上看是"医术"，而深层次去理解却是"医道"，一种自然之道。

五、小小银针，起死回生

疼痛很难避免。人的一生大概总会被疼痛袭击。疼痛来了，可以吃止疼药，注射镇痛剂。但是用药物镇痛，时间长了会产生耐药性。有的还可能上瘾。所以用针灸疗法成为越来越多人的选择。比如牙疼，用一枚小小的银针，刺入人的合谷穴，一针就见效。

针灸是疼痛的克星，但针灸的功效不仅于此。

1958年8月30日，上海市第一人民医院耳鼻喉科年轻的住院医师尹惠珠在没有注射麻药的情况下，成功地给一位患者做扁桃腺切除手术。这次手术，成为中国第一例针灸麻醉手术。1982年以后，卫生部（现国家卫生和计划生育委员会）开始对各种针刺麻醉进行鉴定，首先通过了针刺麻醉甲状腺手术，其后，针刺麻醉下的胃大部切除术、肺切除术、颅脑手术、子宫切除术、颈椎前路骨科手术等，都通过了鉴定。一根小小的银针引起了世界的震惊。

针灸的发明是伟大的。在我国的历史传说中，华夏文明的始祖伏羲是中医针灸的发明人。中医第一经典《黄帝内经》就记载了系统的针灸理论。2000 年前的《八十一难经》中就明确写着，针刺"俞"位穴位，就可以止痛。古人还有四总穴歌："面口合谷收，头项寻列缺，腰背委中求，肚腹三里留。"意思是只要扎对合谷、列缺、委中、三里等穴位，相应部位的病痛即可针到病除。而早在 2400 多年以前，神医扁鹊用针灸治好虢国太子的"尸厥"，让太子起死回生的故事，则几乎家喻户晓。

几千年的医疗实践证明，针灸可以治疗 300 多种疾病，对 100 多种疾病疗效较好。世界卫生组织 1979 年首批公布针灸疗效较好的病症有 43 种。而今，针灸仍广泛运用于治疗中风、瘫痪、关节炎、风湿病、各类疼痛，治疗神经、运动、消化、循环、呼吸、泌尿、生殖等系统的疾病。除了治病，国内外还盛行用针灸减肥、美容、戒烟、戒毒。

严格说来，针灸分为用针刺穴位的针法和用艾条点火熏灼穴位的灸法。但他们的理论基础都来源于"经络"。中国发现经络已有 2000 多年历史，但经络的内在机制一直是个谜。按中医古籍的说法，经络是经脉和络脉的总称。它是人体气血运行的通道、脏腑联系的网络。如果用形象的比喻，经络好比一棵树的枝干！而针灸的穴位，就都分布在经络上。在西晋名医皇甫谧编著的《针灸甲乙经》里介绍的穴位就有 349 个。

20 世纪 70 年代以来，中国医学家们运用现代科学手段，对经络进行了科学研究。1971 年，还发生了一件奇特的事：一位重感冒患者来到北京 309 医院，经检查，医生决定给他扎合谷穴治疗。针刚扎下去不久，病人突然觉得好像有什么东西沿着体表在走。麻、酸、胀混合一体的感觉，像流水一样的一条线从针刺的合谷穴沿着食指，经过小臂和大臂的外缘一直走到肩上，最后到达口唇。科学家们认为这就是典型的经络传感现象。

经络是一个迷人的科学问题。有专家说："经络是中国生命科学的第一大

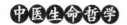

发现。"1991年中国政府开始实施一项国家基础性研究重大项目——攀登计划，经络的研究被列为首批12个项目之一。或许经络是中国古人运用当时的人文、科技知识所做出的一个伟大创见？或许经络蕴含的丰富的智慧是不能用纯粹的现代科技解释的？经络最后的破译将在何时？我们只有期待着。

《黄帝内经》的保健思想①

一、"治未病"

《黄帝内经》中说，真正高明的医生不是等患者得了病才去治疗，而是在患者尚未发病时就开始了治疗，也就是预防胜于治疗。

《黄帝内经》的核心思想不仅仅是教人们怎么去治病，更重要的是教人们怎么不得病。书中还做了一个比喻："斗而铸兵，渴而掘井，不亦晚乎。"对于事物的发展，我们要"防患于未然"；对于健康，我们要"治未病"。

"治未病"可分三个阶段。

第一个阶段是未病防病。在没有病之前，就要防止得病，它的核心就在于养生。《黄帝内经》讲了养生的三大法宝：第一是养精，第二是养气，第三是养神。

第二个阶段是病中防变。如果知道某个脏器受损了，得病了，就要防止下一个脏器受损。有个很有名的故事，神医扁鹊有一次到了蔡国，看到蔡桓公有病了，就告诉他说，你现在已经有病了，病还在"腠理"，要是不治的话，恐怕就要加深了。蔡桓公却说，我没有病啊。于是扁鹊就离开了。过了10天之后，扁鹊又回到了蔡国，见到蔡桓公又说，你的病又加深了，已经不是在皮肤，而是到肌肉了。蔡桓公仍不相信扁鹊的话。又过了10天，扁鹊又告诉他说，你的病已经到了肠胃。蔡桓公更加不高兴了，说这些医生都是骗

---

① 原文载于《长者家园》2009 年 3 月。

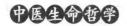

人的，想以此捞取名誉。又过了10天。扁鹊又见到蔡桓公，说你的病已经到了骨髓了，然后二话没说就走了。过了几天蔡桓公不舒服，派人去找扁鹊，可扁鹊已经走了，5天之后，蔡桓公就死了。

疾病变化是非常快的，在开始阶段一定要预防下一阶段，否则，病越来越重就不好治了。清代名医叶天士，是一个治温病的专家。他每次用寒凉的药来治温热病的时候，因为凉药多了肯定要伤及胃，进一步肾阴也会受损，所以他的方子里大多会加入养胃阴和养肾阴的药物。

第三个阶段，病愈之后，一定要防止复发。怎么防止复发？当然也要像在得病之前一样养精、养气、养神。

二、辨证求本

《黄帝内经》认为，人最重要的是它的根本，"生之本，本于阴阳"，而"治病必求于本"。治病要治根本，根本在哪里？《黄帝内经》说生命的根本在于"阴阳"，实际上就是气，而气又来源于精，表现于神，所以生命的根本就是精气神。这三者是密不可分的。气可以分阴气和阳气。阴气和阳气再细分可以分出五行。阴气按多少、强弱可以分出太阴和少阴；阳气按多少又可分出太阳和少阳。太阳属火，少阳属木，少阴属金，太阴属水，这四个中间还有土——把这四气、四行统一在一起，就是五行。阴阳五行都是生命的根本。这是《黄帝内经》体现的一种整体的思想，一种求源、求本的思想。

在求本之后怎么来治病？在《黄帝内经》中，治病其实治的不是病，治的是证。人得病了，病只是肌体不正常的某一个方面的反映，要治的是那个人。所谓辨证，证是指人体得病以后的各种病理变化状态的综合，按照阴阳五行进行的综合。

中医的"八纲辨证"，根据阴、阳、表、里、虚、实、寒、热这八个字，能辨别人得了什么证。这八个字，实际上都可归结为阴阳：表里是阴阳——表为阳里为阴，虚实也构成了阴阳，寒热也是阴阳关系。所以阴阳是总纲，分出了三个方面：表、里是定位的，判断一个人得病的位置，是在表还是在里，虚、实是定量的，正气不足叫作虚，邪气太多就是实，寒、热是定性的，是寒证还是热证。《黄帝内经》通过"八纲"把人的证区分开来，而其手段就是"四诊"——望、闻、问、切。第一是望，望就是看病人的状况，看病人的精气神。《黄帝内经·灵枢·五色》详细描述了怎么望面相，从面相中能反映出这个人的身体状况。第二是闻，就是闻气味，通过对气味的分辨也可以了解病人的信息。第三是问，就是详细地询问病人的情况，包括饮食起居，尤其是大小便等情况，问得非常详细。第四是切，切就是切脉，它是病人状况的全息反映。切脉就是切相应部位包括五脏六腑的状况。但可惜的是，现在一些年轻的中医大夫不太注重切脉了。中医把通过这"四诊"收集到的信息综合起来，然后判断是"阴、阳、表、里、虚、实、寒、热"中的哪一类，属于哪个证。所以中医看病看的是证，而不是病，或者说中医看的是人，而不是具体的病。因此有"上医医国，中医医人，下医医病"之说，中医从某种意义上说，是中等的医生，是治人的，也是综合的医生，是调理阴阳的。

一个人得了感冒，让西医看都一样——上呼吸道感染。但是要中医看，就看是"风热"还是"风寒"。如果是风热感冒，那就开一些辛凉的药，而如果是风寒感冒，就要用辛温发表的药。中医用药是根据"证"来定的，反映了一个整体的病理信息。

所以，中医注重整体的病理信息，而不是"头痛医头，脚痛医脚"。可能是头痛从脚上治，也可能脚痛从头上治。

三、整体调和

中医看的是整体的病，采用的治疗方法是整体调和的方法。《黄帝内经》

把人看作万物当中的一员，所以叫"人身小天地，天地大人身"，或者"人身小宇宙，宇宙大人身"，人与自然是相互对应的。这种整体观反映在三个方面。

第一，人和自然是一个整体。

第二，人和人是一个整体。

第三，人的内在心身是一个整体。

人和自然是一一对应的。自然，最重要的是指一年四季的气候变化。寒热不同的气候特征，会影响到人的健康。而人内在的心身及五脏六腑也是一个整体，也是不能随便割裂的。比如说肝经，它以肝为主，但又不单治肝病，别的与其表里相关的脏器的病也都能治，因为五脏六腑就是一个整体。

在治疗方法上，与西医对抗性治疗有所不同，中医采用的是"调和"的方法。对西医而言，要是高血压，就吃降压药，把血压降下来，要是高血糖，就把血糖给降下来，采用的是对抗性治疗。但中医的调和性治疗却不如此，它不是对着病毒、病灶去的，而是调整人自身的免疫力和抗病能力。这一点特别重要，因为我们每个人都有自己内在的抗病能力，我们把它称为自组织能力或自调节能力。随着年龄的增长，外界各种因素的影响，抗病的能力下降了，但通过养生，包括依循中医开的中药方子，人的抗病能力又能不断提升。中医所开的方子从本质上说就是调动和激发人的正气的。

《黄帝内经》所说的"正气存内，邪不可干"，正气在里面，邪气就进不来了，人就能健康。比如癌症，西医就是要把癌细胞杀灭，采用化疗、放疗等方法，这个效果非常好。可以说，在对抗性治疗方面，西药的效果绝大多数比中药的效果好。可是中医的优势在哪里？就在于通过整体调和，把内在的"正气"提升，把自己本来就有的抗病能力、自组织能力、自愈能力提升起来，这样，癌细胞不是被杀灭了，而是乖乖地待在那里听话了，不发作了。实际上是把人体内环境调好了，人的体内不存在癌细胞生长的土壤了。现在中医有一部分人走入了一个歧途，想处处与西医抗衡，也采用这种对抗性的处理方法，这是有悖于《黄帝内经》的。

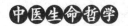

真正的养生需精气神并重①

一、养生是一种健康的生活习惯

什么叫养生？不要一提到养生就想到吃，有一个研究项目是去走访北京什刹海那一带的老人是怎么养生的。访问中，第一位长寿老人的养生秘诀是从来不吃肉，第二位老人是喜欢吃肉，而第三个长寿老人，是有什么就吃什么。这是什么意思？也就是说一定要找到适合自己的生活方式。世界卫生组织相关研究表明，影响人身体健康的有四大要素：医疗条件、环境因素、遗传因素、生活方式，其中生活方式占了60%。

什么是健康的生活方式？就是在普普通通的日常生活中处处按照"法于阴阳，和于术数"来做。中医的养生其实很简单，"有病"就是阴阳不和，"治病"就是调和阴阳，阴阳里面有非常深刻的含义，它反映了宇宙万物的本质规律，这是一种天人合一的思想。第一，人与自然要和。破坏大自然，破坏生态平衡，这样的事并不少见。第二，人与社会要和。生活在这个社会，不要什么事都看不惯，总觉得这也不好，那也不好，这样的人怎么能快乐起来。第三，人与人要和。我们总要和具体的人打交道，每个人的性格、个性都是不同的，难免有摩擦，碰到这种情况，如果能心平气和，为他人想一想，也就不会生气了。第四，人的心和身，形和神要和。"和"了就能健康，就能长寿。

---

① 原文载于《泰州日报》2013年3月25日。

法于阴阳，实际上就是要顺应规律，具体表现在四个方面，这也是我们每一天都在经历的。第一，饮食有节。上古的人懂得养生之道，饮食是有规律，有节制的。第二，起居有常。起居——不仅是起床、睡觉，还包括日常的活动，起居要有常规，是不能乱搞的。第三，不妄作劳。就是说劳动、运动应不过分，也就是要守常规，要适度，不要太过，也不要不及。第四，形与神俱。形体和精神是合在一起的。前面三条主要讲的是形，这里主要讲神，讲形神合一，神离不开形，形也离不开神。形是神的依托，神是形的主导。饮食、起居、劳作和精神，这四个方面是每一个人在日常生活中都会涉及的。所以说，养生说到底就是这四个方面的问题，只要这四个方面能做到，就是一种健康的生活方式。

二、学国学就是学做人

"现在国学的危机在于人没有了敬畏心，道德丧失，有的人无知者无畏，我是流氓我怕谁，要从经典入手来学习国学，提升人的精神境界。"什么是敬畏心，它包括三个层面，畏天命、畏大人、畏圣人之言。汲取中国传统文化精髓，健全现代人精神文明的根基非常重要。学国学的作用无外乎学做人，做人就要真善美，而真善美全在六经。《诗》《书》是至善，《易》《春秋》是至真，《礼》《乐》是至美。现在《乐》已失传。"大家读的国学五经是：《易经》《论语》《道德经》《黄帝内经》《六祖坛经》，这是国学最核心的东西。"张其成认为。

人类进入 21 世纪之后，精神境遇每况愈下。在生态危机、道德危机面前，人类有了困惑和茫然，纷纷向东方的智慧寻求心理成长与精神超越的资源。"作为一个中国人，作为一个东方文化土壤中的一分子，我们有责任以恰当的方式发扬东方智慧的精华。"张其成表示。

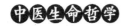

三、春季是养生的重要季节

我国现存最早的中医理论著作——《黄帝内经》的第二篇《素问·四气调神大论》专门介绍了一年当中的四个季节的养生方法。"四气调神"就是指要按照春夏秋冬的规律来调养。这与中国人"天人合一"的思想是分不开的，春天是温，夏天是热，秋天是凉，冬天是寒，所以也要顺应天时变化来养生。

一年四季中，春天是养生的重要季节。因为它还关系到下一个季节。这可以用五行相生的原理来解释，春天属木，夏天属火，木能生火。现在木没有养好，就会影响到下一阶段的火，火一旦弱了，就会引起寒性的病变。

春天这三个月，按农历说就是正月、二月、三月，古人分为孟春、仲春、季春。

春天要晚睡早起，就是要增加工作的时间，减少睡眠的时间，为什么这样呢？因为春天充满了升发之气，白天变长，晚上会变短，所以人在白天工作时间要长点，晚上睡觉时间要短些。我们对待自己的身体就像对待初生的事物一样，要让它生长，不要伤害它；要保养它，不要抑制它，给它升发的机会；要奖赏它而不要惩罚它。就是说要呵护自己的身体，不要摧残身体。这就是适应春天调养升气的道理。因为春天的气是上升的。如果违反了这个道理，就会伤害到肝脏、肝气，到了夏天，就会发生寒性的病变，就会使得人们适应夏季盛长的能力减小。

中医认为，春天是肝气生发的季节，肝属木，所以春天是木旺的时候，要注意养肝。这个时候精神要畅快，这样才有利于肝气的舒展。肝气的特征就是像春天一样，要求条达、升气、舒发。

如果精神不畅快，气机不升发，人就容易郁闷。中医讲肝在志为怒，心情郁闷就容易发怒，发怒就会引起各种疾病。怒气可以使气血上涌，严重的时候会引起吐血、呕血，甚至昏厥，也会伤到脾胃，引起脾胃消化功能的失常。所以保持精神畅快十分重要。

四、精气神并重才是真养生

健康生活方式的养成必须与保养精气神相结合，不管何种养生方法，归结起来总逃不出精、气、神三个字。保养精气神才是真正的养生之道。"这里的精、气、神跟我们平时所理解的精、气、神一样吗？"张其成教授解释说，养精是养生的基础，养气是养生的路径，养神是养生的关键。"精"属于物质的、有形的层面，是道家养生的特长。

什么是精？我们常说的，比如津液、血、水谷精微。什么叫水谷精微？喝进去的水，吃进去的粮食，你简单地理解营养成分，这是广义的精，但是我这里重点讲的是狭义的精，就是肾精。我们今天的养生，大多数人首先想到的全是物质层面的问题，是形体方面的问题，是关于具体脏器如何调养的问题，能首先想到的手段也全是物质化的，比如吃什么、喝什么。这所有的内容都归属于养精，养精就是解决物质层面、形体层面的问题。

什么是气？"气"属于联系的、沟通的层面，是儒家养生的特长。"气"简单地说就是一种能量，它分先天之气，后天之气。先天之气就叫元气，后天之气就是宗气。元气主要在两肾之间，宗气主要集聚于中丹田，通过呼吸，然后流遍全身。《黄帝内经》讲了一种呼吸，就是说，一呼一吸要6.4秒，而我们现代人呼吸一般是3.3秒，古人的呼吸，比现代人的呼吸要慢，呼吸越慢，人越健康，宗气越足。所以要练这个宗气，宗气有一个外在的练法和内在的练法。外在的练法，两只手交叉，两个拇指放平。然后捶打丹田120次，越打越舒服。内在的练法，把眼睛闭着，然后呼吸放慢，把注意力集中在腹部，下丹田深呼吸，随着一呼一吸，腹部隆起，收缩，吸气的时候腹部隆起，呼气的时候腹部收缩，这个呼吸太重要了。

什么是神？"神"属于思维的、精神修养的层面，是佛家养生的特长。古人锻炼身体时，不光是活动肢体，还要加入精神修炼，告诉你在做每个动作时需要调整到怎样的精神状态。但现在我们似乎过于注重有形的养生，而忽视了无形的"神"，比如针灸按摩，我们希望直接找到个地方，按下去揉一揉就能有奇效，包治百病。人，从本质上说，只有三样东西：精、气、神。把握住精气神的养生，是最本质的、最有效的，更是最正道的养生。养精是养生的基础，养气是养生的路径，养神是养生的关键；只有精气神一起养，用"气"来连通"精"和"神"，我们的身体才能"阴平阳秘"，我们的健康才能持久。

五、国学养生要"形与神俱"

"国学就是中国传统文化，中华文化结构用六个字来概括，一源三流四支，一源指的是《易经》，三流指的是儒释道，四支指的是儒释道医。"张其成对国学的理解很深刻，他指出，国学的本质是生命之学，儒家讲治世、养德；道家讲治身、养身；佛家讲治心、养心。《黄帝内经》里讲"法于阴阳，和于术数"，意思是要阴阳中和。养生就是养成适合于自己健康的生活方式，它包括四个方面，饮食、起居、运动、精神。

如何达到阴阳中和，首先需要知道自己的体质是偏阴还是偏阳。偏阳的体质特点是怕热，应少吃热性食物，比如说生姜、韭菜，做些动作柔和的运动，比如说太极拳、八段锦等。偏阴的体质特点是怕冷，少吃寒凉食物，可以做些剧烈运动。

《黄帝内经》里面讲饮食要"有节"，讲究吃得"少、杂、淡、温"。少指的是晚上不能多吃。杂是说要荤素、粗细、酸碱搭配，以素、粗、碱为主。淡指的是少油、少盐、少糖。温指的是低热量。

养生要起居有常，有规律。起居要注意一天四个时辰，子、午、卯、酉。

子时是晚间 11：00 到次日凌晨 1：00，阴气最盛的时候，要养胆经。午时是阳气最盛的时候，是白天 11：00 到 13：00，要小憩一会，养心经。卯时指的是早晨 5：00 到 7：00，养大肠经，要起床，运动。酉时是傍晚 17：00 到 19：00，是养肾经的时候，也要运动。

运动指的是有氧运动，《黄帝内经》里面讲"不妄作劳"，不要过量运动。要形与神俱、身心合一。每天做半个小时以上，做到微微出汗。西方人养生是心神分离的，比如说在健身房一边跑步，两人一边聊天，这就无法达到心神合一。运动中"养神"是关键。

六、养心就是要回归人的本心

中国人养生最大的特点是"养心"，这是关键。人的神分为"元神"和"识神"，"元神"指的是人的本心、本性。"识神"指的是受外界影响的人的情绪、意念、欲望等。"我们要克制识神，回到元神。"张其成表示，儒释道关于养心有一个共识，那就是"静"，"静"能生慧。

精神指的是人的精气神，这是人的生命三宝。精是生命基础，气是生命能量，神是生命主宰。养精是养生的基础，养气是养生的途径，养神是关键。养神从呼吸入手，静坐、调神、调呼吸等，把杂念收住，达到入境。

向婴儿学习养精气神①

生命有三个要素：精、气、神；养生有三大法宝：养精、养气、养神。而一个人精气神最旺盛、最和谐的时候就是婴儿时期。所以养生就是要向婴儿学习，就是要"复归于婴儿"，就是要恢复到婴儿那样精气神充足的状态。

婴儿的精气神最充足，这个秘密是老子发现的，老子发现婴儿有四大秘密：

第一大秘密叫"毒虫不螫，猛兽不据，攫鸟不搏"。婴儿能做到毒虫猛兽都不来伤害他。比如说狼孩的故事，凶狠的狼看到婴儿的时候，也不会去伤害他，而是把他喂养起来。为什么会这样呢？因为一个人在婴儿阶段是最纯真、最天真的时候，他面对再怎么凶狠的猛兽、凶狠的鸟都不会去反抗，而会照样用善意的微笑来对待它们，所以毒虫、猛兽、攫鸟都不会来攻击他。这就是因为婴儿的天真——婴儿的第一大秘密，天真就是"精满气足神旺"的最好时期。

婴儿的第二大秘密是"骨弱筋柔而握固"。有句话叫一把老骨头，人老了骨头就硬了，但人在婴儿阶段骨头是柔弱的。老子发现，婴儿的筋骨是最柔弱的，但是婴儿握出一个拳头来，却是最坚固的，什么人都掰不开。为什么会这样呢？按照《黄帝内经》的说法，这是因为婴儿的肝气很旺，肾精很足。因为肝是主筋的，而肾是主骨的，所以虽然看上去柔弱，但是因为婴儿没有损耗精气，精气非常足，所以握出的拳头非常有劲。

---

① 原载于《东方早报》2013 年 5 月 4 日。

婴儿的第三大秘密是"未知牝牡之合而朘作"。"朘"就是指男婴的小生殖器，"牝牡"就是男女。婴儿不知道男女的交合，可是他的"朘"却经常勃起。婴儿的小生殖器经常勃起，肯定不是性冲动，那是什么原因呢？老子观察得非常细微，他的回答是"精之至也"，这是肾精充足到极致的反应。

婴儿的第四大秘密是"终日号而不嗄"。我们看婴儿整天用力哭号，但是他嗓子不哑。这又是为什么呢？传说世界歌王帕瓦罗蒂曾经突然担心自己嗓子越唱越高总有一天会哑掉。这时候，他旁边有一个婴儿开始哭，哭了好几个小时，婴儿的嗓子还不哑，后来帕瓦罗蒂就从婴儿怎么哭当中发明了他自己的帕氏发音法。所以直到去世，帕瓦罗蒂的嗓子也没有变哑。那婴儿是怎么哭的？他发现婴儿哭的时候四肢都在动，身上的肚脐眼也在动，尤其是肚脐眼下方一点点，那个位置叫下丹田；还有胸口也在动，这个地方叫中丹田，就是膻中穴，道家叫中丹田；还有两眉之间，鼻根的上方，也就是上丹田，中医叫印堂穴，老百姓叫天眼、天目；再仔细观察你会发现婴儿头顶有点微微地动，那里是百会穴。不但这些地方在动，而且这几个地方动的频率都是一样的，非常和谐，所以老子说这是"和之至也"。

人逐渐长大，也逐渐离开婴儿状态，不太可能真正再像婴儿一样精气神和谐。但是我们有办法朝这个方向努力，具体地说，我们可以找到一个榜样，比如陈抟老祖，他一睡下去可以睡几个月，别看他睡在那里好像是消极的举动，实际上是在练功、炼精气神，只是我们没有看到。陈抟老祖留下了三十二字睡功秘诀："龙归元海，阳潜于阴。人曰蛰龙，我却蛰心。默藏其用，息之深深。白云上卧，世无知音。"就是说睡觉的时候看上去要像龙一样盘曲环绕。俗话说："学道不学道，学个狗睡觉。"就是说练睡功时，要侧着身体，好像狗一样曲着身子。像狗像龙是一样的。一只手屈臂枕头，另一只手直抚于脐眼（丹田），一只脚伸展，一只脚弯曲。这就是炼形。

睡功要求先睡心，后睡眼。也就是先要收心入静，然后才闭目入睡。首

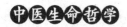

先要使心神不外驰，就是不能老想着外面的事情，要把心神收敛起来，这是炼神。呼吸要调匀、调细，气息自然、安定、平和，这是炼气。

古人形气神、精气神之说互通，所以陈抟老祖的睡功最终达到的境界就是精、气、神和合凝聚，结成内丹，复归于婴儿——回归到婴儿那种精气神充足和谐的状态。

"长生不老" 只须精气神并重[①]

"长生"梦是中国人乃至全人类，从古至今，一直还没醒过来的梦，即便是在科技发达的今天，"长生"仍然是一个引人浮想联翩的话题，比如把它"换算"成"抗衰老"也照样赚足眼球。

中国文化中相信"长生不老"的最具代表性的就是道教文化，道教相信"神仙实有，神仙可学"（道教文化与道家文化有联系，更有差异，前者偏思维、气质的内容多，后者偏信仰、仪式规矩等内容多）。"实有""可学"这两个判断就像永远够不着的胡萝卜，千百年来给了人们追求生命不朽的动力和信心。

事实上，古人也对"神仙实有"这件事情有过怀疑，比如唐代高道吴筠写了一篇叫《神仙可学论》的短文，其中就有质疑："自古有死，复云有仙，如之何？"人人都有百年归寿的一天，这是自古就有的客观事实，又说还有神仙长生不老，这不显得很矛盾吗？作者给出的回答是："两有"——死和长生不老都是真实不虚的，而理由是"理无不存"——按道理来说，应该是存在。估计"神仙实有"这事，古人似乎也只是在理论上论证了一番，就跟今人说"科学发展后，应该能解决某问题"类似。古人说理和今人说理其实很类似，都要结合生产生活实践，所以，这篇《神仙可学论》的说理论证，今人仍可借鉴，当然我们目标不是学神仙，而是学养生、学修养。

这篇不到三千字的文章，把"学神仙"的有利因素、不利因素概括成 7

[①] 原载于《东方早报》2013 年 4 月 6 日，原题："长生不老"如何才能学到？

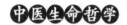

条，即所谓"远于仙道者有七焉，近于仙道亦有七焉"。

不利的 7 条分别是：第一是不能懂得根本、深邃的道理，也就是对生命的终极问题没有追问，昏昏然死掉，还以为这是常态；第二是自己不明智，反而轻信世俗间流传的歪理邪说，不了解生命现象形成过程，迷茫而不能领悟大道；第三是"强以存亡为一体，谬以前识为悟真"，即自欺欺人地认为死生没什么差别，错误地把先入为主的观念当成真理；第四是"以轩冕为得意，功名为不朽"，即被事功、财富、享受、虚名等等社会化的牵挂所控制、诱惑，失去恬静、安泰、中和；第五是"强盛之时为情爱所役，斑白之后，有希生之心"，即盛年的时候为所欲为，纵情恣欲，等年纪大了，长出白头发来时，才希望活得健康一些、长久一些；第六是"闻大丹可以羽化，服食可以延龄，遂汲汲于炉火，孜孜于草木"，听说服食丹药可以成仙、延年，就沉迷于炼制丹药，服食药饵，却不去了解这些技术手段背后的大道，舍本逐末；第七是"身栖道流，心溺尘境"，也就是"小和尚念经，有口无心"，身虽在修道，心却不清净，不遵守戒律，不能静心修习，表面上是清静的样子，内心里还有奸诈的谋划。

有利的也有 7 条：第一是"性躭玄虚，情寡嗜好"，强调无为；第二是"希高敦古，克意尚行"，强调高尚的道德修养和追求；第三是"身居禄位之场，心游道德之乡"，强调处世为人要讲忠义、仁爱、恭和；第四是"潇洒荜门，乐贫甘贱"，强调身处贫贱也要有操守；第五是"禀明颖之姿，怀秀拔之节"，强调天资聪明的人，内心要有高远的节操，功成名就后能静修身、和养神；第六是"追悔既往，洗心自新"，强调年轻鲁莽犯错并不可怕，关键要能躬身自省，洗心自新；第七是"至忠至孝，至贞至廉"，强调德行高洁的优势。

如果能远离不利的 7 种因素，亲近有利的 7 种因素，就好比"拔陷区，出溺涂，碎祸车，登福舆，始可与涉神仙之津矣"，从陷阱里脱离出来，从泥泞的道路上走出来，打破了会招致灾祸的破车而登上了能带来福音的豪车，开始能接触到长生不老（神仙）的门道了。

放到当下，这些道理仍然值得我们效仿、提倡，更何况这样修养之后，许诺给我们的是那么吸引人的成果——长生不老！

养生没有一种适合所有人的方法，但有一个适合所有人的原则。绿豆、茄子、泥鳅，不是所有人都能吃的，也绝对不是包治百病或者有那么大的效果。养生绝对没有一种统一的、适合所有人的方法，但却有一个统一的、适合所有人的原则，那就是《黄帝内经》说的八个字"法于阴阳，和于术数"。简化为四个字就是：阴阳中和。

养生就是养成一种适合自己的生活方式，而这种生活方式的养成，必须与保养精、气、神结合起来。儒重精，道重气，佛重神，只有精气神并重，才是真正的养生，精、气、神三者是不能分开的。只有用"气"来连通"精"和"神"，我们的身体才能"阴平阳秘"，我们的健康才能持久。

从练功之技到修身之道[①]

——气功的过去、现状与未来

作为中华文化的瑰宝，气功几千年来在促进中国人的心身健康、防病祛病、养生延年等方面，起到了重要作用，至今气功仍是数千万人修炼心身的一种有效方法。然而不能不看到气功界存在的问题不少，其原因较为复杂，而对"气功"认识的误差恐怕是根本原因之一。

一、"气功"认识的误区

"气功"究竟是什么？"气功"应该是什么？对这个问题的思考似乎不是大多数练功者的兴趣，而实际上正是这个问题在深层次地左右着每一位练功者的价值取向。"气功"一词虽至迟在晋代便出现（当时道士许逊写的《净明宗教录》中有"气功阐微"的记载），但真正提倡"气功"并产生重大影响的，却是20世纪50年代初的刘贵珍先生。刘先生给"气功"下的定义是："气"这个字，在这里代表呼吸的意思；"功"字就是不断地调整呼吸和姿势的练习，也是俗话说的要练得有功夫。

将"气功"看成是调整呼吸和姿势的练习功夫。"气功"这个词比古代所说的"吐纳""导引""胎息""丹道""行气""服气""食气""吹嘘"等要通俗，因而很快流行开来。其实它正是古代这些修炼方法的另一称谓。

---

① 原文载于《中国气功科学》1999年第1期。

我认为这种把"气功"仅仅看成是呼吸训练或"气"的训练的观点，是气功认识的误区之一。这种观点将"气"看成"呼吸之气"或能产生巨大能量的"气"，不少人以此出发，认为通过炼"气"可以练就一身功夫，可以喉顶银枪、手劈青石、头撞石碑、口吞宝珠、脚踩气球……

气功的认识误区之二，是将气功看成发放外气的训练方法。认为通过炼"气"可以产生巨大的体外效应，如远距离诊病、治病，甚至千里发功灭火、呼风唤雨……

这两种认识实际上都是将气功看成一种制造高特物质能量的技术和方法，固然气功修炼者经过长期、有效的修炼，不少人能够引起身体的某些特异改变或产生一些特异现象、特殊功能，有的还有一定的体外效应，本文对此无意进行否定或评论，本文只是想说，如果练气功是以炼"气"为手段、以追求特异的内气和外气为目的，如果只是追求练功的"技"而忽略修身的"道"，恐怕既违背了古人对"气功"的根本认识，又降低了气功的实践价值。

二、生命修炼："气功"的过去

"气功"这个词虽然出现较晚，但早在先秦时代就有了极为丰富的相当于"气功"的修炼理论和方法。

就"气功"的"气"字而言，正是中国文化的最重要范畴之一。从某种意义上说，中国文化就是"气"文化。就"气功"的基本内涵生命的修炼而言，可以说"生命"是中国文化的价值取向，"修炼"是中国人的实践素养，从这种意义上说，中国文化又是修炼的文化。

《周易》奠定了气功－修炼文化的基础。《周易》八卦、六十四卦即是阴阳二气流行、变化规律的符号系统，它开启了先秦儒家孔孟荀和先秦道家老庄列及其他诸子。孔孟荀以此建构了以仁义道德为核心的儒家思想体系，老

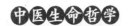

庄列以此建构了以自然无为为核心的道家思想体系。《易传》则是对先秦儒、道二家及他家的一个总结，是阴阳（气）哲学和内炼文化的集大成者。此后有了道家、道教借易论丹的《周易参同契》《悟真篇》，儒家借易论理的两汉经学、宋明理学，医家借易论医的《黄帝内经》……

在生命修炼这个主题下，各家有各自的偏向，儒家偏于伦理，佛家道家偏于心理，医家偏于生理，易家兼容各家，关注生命。各家都有各自一套生命理论与修炼方法。儒家讲修德、修身，道家讲修命、修道，佛家讲修心、修性。在内炼方法上，易家讲"洗心""无思"，老子讲"玄览""虚静""柔弱"，庄子讲"坐忘""心斋""缘督"，孔子讲"克己""自讼""反省"，孟子讲"慎独""养气""思诚"……

生命修炼的目的是要达到一种境界，儒家就是要成圣，道家就是要成仙，佛家就是要成佛。"圣""仙""佛"是三家最高的人生境界和修炼目标。

如果将各家修炼的方法看成是"技"，那么修炼的目的、境界及对生命本质规律的认知，就是"道"。在"技"与"道"的追求上，中国人具有重"道"轻"技"的传统，不管儒、道、佛、医、易，都是如此。正如《庄子·养生主》所说："臣之所好者道也，进乎技矣。"

由此可见，古人在生命修炼问题上，各种"技"是达到"道"的途径，求"道"才是根本，"技"并不重要，"道"才是最重要的。

三、"气功"到底是什么

从"气功"这个名称上看，所谓"气功"就是"炼气功夫"。如果按照刘贵珍的定义，这种炼"气"功夫至少可以追溯到4000年以前，陶唐氏（尧）即有"作舞宣导"法，春秋战国时期，《老子》记有"吹""呴"法，《庄子》记有"吹呴呼吸，吐故纳新"法，《行气玉佩铭》记有"行气"法。其后这类方法不仅从未间断，而且时有创新。

在秦汉以后的发展中，气功的修炼方法已经远远不限于"行气""呼吸"的范围，而与炼心神结合起来。如2000多年以前的《黄帝内经》就记载有"恬惔虚无，真气从之，精神内守，病安从来""呼吸精气，独立守神，肌肉若一"。其中"真气从之""呼吸精气"是炼"气"，"恬惔虚无""精神内守""独立守神"是炼"神"。

"炼神"逐渐被看成比"炼气"更为重要。在气功三调——调形（调身）、调息（调气）、调心（调神）中，调心神是关键。结合儒家、道家、易家、佛家生命修炼之"道"，可以看出生命修炼的根本方法和目的就是修炼心神、心性。因此从这个意义上说，"气功"倒不如称为"神功""心功"。"炼神"就是锻炼意识，净化心灵，提高精神境界。

"气功"可以或者说应该下这么一个定义：气功是通过锻炼意识调控精神（包括调整呼吸、姿势）而达到心灵纯化、心身健康状态的过程，它以"三调"为手段，以心灵纯化、心身健康为目的，以真、善、美为最高境界。气功就是这样一种修身之"道"。

四、气功的第二期发展

从20世纪50年代至今，"气功"的发展可以算成第一期（第一阶段），它的特点是：注重"技法"，功法林立，门派纷呈；注重物质效应（包括体内效应和体外效应）；在气功科研上注重寻找"气"的物质基础。

在第一阶段，气功对促进人们的身体健康、祛病延年做出了重要贡献，这是不争的事实。然而不能不看到，随着各门各派功法的诞生，随着某些气功师以不纯的目的出山，出现了不少令人担忧、令人气愤的现象，一些气功师自我吹嘘、欺世盗名、骗取财物，违法乱纪……一些练功者不辨是非、迷信愚昧、顶礼膜拜，甚至助纣为虐！这些现象给"气功"造成了不良影响，极大地损害了"气功"的形象。

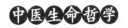

在人类即将跨入下个世纪、下个千年之际，我们应该冷静地进行反思和研究，对"气功"正本清源、拨乱反正，使"气功"尽快进入第二阶段。气功的第二期发展，应该首先完成从物质外求到生命内炼、从体外效应到精神纯化、从练功之"技"到修身之"道"的转化，使气功回归到人类第一个轴心期所奠定的生命修炼的正"道"上来。

在气功修炼的方法上，提倡心神意识调控法，对各门各派功法进行整合，大道至简至易，根本没有必要也不需要有这么多层出不穷的功法。在修炼目的上，不要刻意追求内气、外气、特异功能，而是注重自我精神的纯化、净化、优化，提高生存和生活质量，达到心身健康状态和真善美境界。在气功科研上，提倡借鉴非线性科学（混沌科学）的方法，不要陷入"气"的物质基础研究的怪圈，应在揭示生命的混沌现象方面下大工夫。

我们相信，中华生命修炼文化将在21世纪为全人类的健康、文明、可持续发展做出贡献！

百日筑基，修炼精气神①

当今中国社会中，我们大多数人的生活哲学仍然着重金钱、财富，因为"世路难行钱做马""有钱能使鬼推磨"。但是这种思路说到底是一种"外求"的思路，即仰仗外部条件去满足内在需求。"外求"辛苦且难有保障，而中国人的高明之处在于另有一种确有保障的方法——"内求"，如俗话所谓"家财万贯不如一技傍身"。中国人对身外的金钱、财富似乎有种本能的不信任，又对"坐吃山空"似乎本能的恐惧。因此，中国人大都勤劳，只有劳动才内心踏实。

养生亦如此，外求食药虽不厌其多、精，总抵不过"内求"来得心安。

"内求"首先要克服"三不"心态：不愿意、不敢、不屑。

因为内求困难，外求容易，所以心生惰怠而不愿内求。其实，为了健康长寿，古人开始时也是反复外求，如秦始皇派徐福出海求神仙不老药，再如后来的一些皇帝为长生而炼丹、服丹（据统计中国历史上有 20 多位皇帝吃了外丹仙药而死）。后来古人也发现，外求的"仙丹"非但不能延年益寿，反而成了催命毒药。

内求需静下心来往里看，一闭眼睛往里一看，黑洞洞，什么都没有。很容易出现幻觉，心中紧张，于是害怕、恐惧，所以不敢"内求"。

觉得内求神神秘秘，虚头巴脑，还不如买点药来吃来得实在。内求需自身修炼，持之以恒地调理经络、脏腑、气血，难以立竿见影地显示效果，于

---

① 原载于《东方早报》2014 年 12 月 13 日，原题：百日修炼，内外全变。

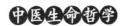

是心生怀疑而不屑内求。

　　养生"内求"的思路是重拾并修炼每个人与生俱来的"养生大药"——精、气、神。在道家，内求、内炼的第一个步骤叫"百日筑基"——花一百天修炼基本功，过此阶段则进入道家养生的第一重境界"炼精化气"。

　　"百日筑基"属于道家内丹修炼的基础功，就好比建楼时筑地基，要经过一百天的精心修筑，所以称"百日筑基"，又称"百日立基"。其实不一定人人必需"百日"或只需"百日"，有人可长，有人可短。人初生时，本是阴阳合一，天理浑然，一性圆明，自闲自在，虽然有眼、耳、鼻、舌等感觉器官，却还没生起色、声、香、味等主观判断和分别。随着逐渐长大，世俗欲望也日渐开化，由此而往，先天之"明"化为后天之"昧"，转为识神用事，六贼癫狂，眼贪五色，耳贪五声，鼻贪五香，舌贪五味，变成一派"外求"气象。"百日筑基"就是要使人返回到恬惔虚无的状态，使元神再现。百日中不断温养精气神，使其充足，于是肾中真阳自生（肾属水，所以这真阳又叫"水中真火"）。

　　百日筑基的目标是填亏补虚，把身体的精、气、神三味大药炼养充盈，达到精足、气满、神旺的"三全"的境界。其中最关键的在于"炼己"，也就是要把自己思想上的杂念、尘垢拂拭得干干净净，一尘不染。"炼己"的过程就是筑基的过程，"炼己"的方法是断除声色，省却应酬，使耳目归于清净，杂念消于未萌，收视返听，清心寡欲。这些"内求内炼"的功夫十分重要，如果在这个阶段稍稍有杂念加入，就不能达到精足、气满、神旺的"三全"境界，按照道家的说法就"流于外道"了，不能进入下一步的养生境界。

调呼吸，调动生命本源①

——调呼吸法门

从操作层面看，养生具体落实在精、气、神三者上，而气是沟通精与神的桥梁，《黄帝内经》全文提及"气"字3000多处，"气"是统贯《黄帝内经》全书的一个核心概念。在儒、释、道、医各家养生功夫中，不论动、静，调息从来都是入门法门。

一、人人皆可习得的调息养生功夫

一种养生功夫，常常首先是调身，也就是形体姿势、动作要领方面的要求，比如说太极拳的"虚领顶劲"，语言表述起来很简单，就是要头往上顶，但颈部肌肉不要僵直，劲往上顶而脖子松弛。所以怎么做才算，就成了问题，很多人努力去做，还是做不到；一些修炼有成的，做到了，内心喜悦、身体舒爽，但他又教不了，得意忘言了。更何况各人运动能力有别，就好像踢足球，同样的动作要领，足球运动员就能做到，普通人思维能想到，身体却很难做到。所以，调身功夫看似最直接形象，最易入手，实际上最难感受到效果，在一个不得要领的动作上持续锻炼，有时候真是让人沮丧。

而调息则有所不同，几乎每个人都能清楚地知道自己做得如何，自己能收到反馈，自己能评估，自然就更方便入手，而融贯道、佛、医三家精髓的

---

① 原载于《东方早报》2014 年 5 月 24 日，原题：调呼吸：养生功夫的入手法门。

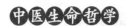

静坐呼吸养生法，首推"因是子蒋维乔"（因是子为蒋先生的别号）的方法。

二、因祸得福自创"因是子蒋维乔"法

蒋先生自幼体弱多病，他 7 岁开始读私塾，而到 15 岁左右就因病辍学。18 岁的时候根据著名医家汪昂在《医方集解》中记载的一种道家小周天功法修炼，自学自练，经过一年的修炼，身体状况有所好转。到蒋先生 28 岁的时候，他患了一场大病（肺结核），咯血而且越来越重。于是，蒋先生就下定决心，苦练静功 85 天，其间不用任何药物，谢绝一切事务，打通了小周天，病也痊愈了。亲身受益，自此蒋先生一生喜好并潜心研究静坐呼吸养生法，结合他先后修习的天台宗止观法门、东密十八道、藏密大手印法等体验，自成一派。

三、呼吸是维持生命的保障

蒋先生认为："呼吸对于人们的生活机能关系十分重要。人们都知道饮食所以维持生命，不饮不食，就要饥渴以至死亡。殊不知呼吸比饮食更加重要，人们若断食，可挨到七天尚不至死，倘一旦闭塞口鼻，断了呼吸，恐怕不到半小时就要死的，这是呼吸比饮食重要的证据。"蒋先生认为修习静坐呼吸养生，是形神兼养的好办法，他认为："人身有肉体、精神两方面，故有形骸之我与精神之我。常人牵于耳、目、口、体之欲，只知形骸之我，遂不见精神之我……从事修养者，肉体与精神，固宜兼顾。然吾见世之体育家，锻炼筋骨，极其强固，一旦罹不测之病，莫之能御，甚且成为废人者有之。而禅师或哲学家，锻炼心意，能借修养之作用，驱除病魔，虽躯体屡弱，而卒能寿及期颐者，往往而然。可知精神之我，其能力有远过于形骸之我者矣。"身体健壮的人虽然很健康，但一旦患病，也常常反应剧烈，不能抵御，健康存在潜在风险，而禅师、哲学家修炼精神，却常常能终其天年，可见精神的重要

性甚至超过了形体。

四、养生从一呼一吸开始

"因是子呼吸静坐养生法"的呼吸法其实很简单，每个人都能自己操作，他的要求是使呼吸缓慢轻长，具体方法是数呼吸，或者数吸气，或者数呼气，从一一直数到十，如此反复。心忘记数到几了，就从一重新开始数。长期练习，逐渐呼吸就纯熟了，不用刻意控制，也能自动练习，身体自然健康。

顺天应人，自有心中好风水[①]

风水学涉及的学科很多，其中最主要的是中国古代天文学、地理学和中医学。青龙、白虎等风水学名词，最早是古代天文学中二十八宿四象的名称；选穴、观气、察脉等说法，则借用了中医学的概念。

一、风水学和中医学一脉同宗

古人认为人体有穴位，大地也有穴位：人之穴是经络之气输注于体表的部位，也是疾病反映于体表的部位，是人体体表特殊的感觉点；地之穴是山水相交、阴阳融合、情之所钟处，也是藏风聚气的地方。这些学术文化无不体现了中国古代哲学的重要思想——"天人合一"，它们所运用的思维工具主要就是阴阳五行学说。

尽管风水学和中医学的理论依据同宗同脉，但在实际运用中，两者对人所产生的影响不一样。中医依据阴阳五行学说为人通经络、调气血，病人有感觉、有反应，效果可见可察。风水师依据阴阳五行学说观气、选穴、择向，基本靠个人主观感觉，效果无可评判，令人感觉神秘莫测。尤其现在有些人不理解风水学的学术思想，生搬硬套古籍上的片言只语，有些人则将风水和命运完全画等号，弄得艰涩玄乎，带来了较大的问题。

1. 问题 1：机械照搬、望文生义

现代人说风水，比较容易犯的毛病之一，就是机械照搬、简单附会，往

---

① 原文载于《大众医学》2009 年第 8 期。

往望文生义，结果文不对题。

"前有照后有靠"是一般选宅时常用的原则。其中"前有照"有两层意思，一是房屋前方要有日照，也就是光线要好，这很好理解，所以我们一般选择朝阳、朝南的房屋居住。二是房屋前方要有水照。中国人居住在北半球，方位上朝南，在五行学说里属"火"，火性炎上，需要用润下的"水"来制约。这是风水学"整体和谐"思想的体现。所以，古人认为房屋前方（注意是指地势上的前方，不仅是眼前）有河道、流水，流动的地势，才能阴阳平衡、利于健康。而现在一些业余风水爱好者，不探究五行学说的真实含义，把"前有水照——前方气势流动"误解为"家门口要有水"，没有水的就在门前挖个池塘，结果给儿童带来了安全隐患，大不利。古人说的"前有照"是就远处的"势"而言，而不是指近处的"形"，机械照搬就麻烦了。

"左青龙右白虎"，也是选宅时的一项常见原则。中国人大多坐北朝南而居，房屋的左面是东方，五行属木，五色属青，故以青龙代之。房屋右面，即西方，五行属水，五色属白，故以白虎代之。古人认为，房子的青龙、白虎位（东方、西方），最好要有山峦环抱，以此护生东方阳气、藏风聚气，制约西方阴气、阻挡西北风和寒流。而且，东方"龙抬头"，地势宜高强张扬，西方"虎下山"，地势宜低弱收敛。这种"左高右低"的认识，则又跟五行学说密切相关。要从功能上理解，不能机械地理解为高度的差别。正如中医学所说的"左肝右肺"，意思是肝气功能生发、肺气功能肃降，并不是说肝在左面肺在右面。如果对"左高右低"之说只是望文生义，自家东邻的楼要比自己高，西邻的楼要比自己矮，岂不反而沐浴不到朝阳？岂不反而夏季遭受暴晒、冬季直面寒风？所以只有深刻理解阴阳五行的含义才能避免以上简单附会的错误。

2. 问题2：夸大其辞、过度运用

除了机械照搬、错误理解风水原理，现代人还常被夸大和过度运用风水

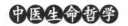

术的问题所误导。

比如有一派风水流派，把人分成 8 种命，把方位分为 8 宫。认为不同命理的人必须住不同的"宫"才能趋吉避凶，这就是民间流传甚广却令人倍感困惑的"东四命居东四宅、西四命居西四宅"的说法。

不同命理的人适宜在不同的方位居住，从理论上看应该说不无道理。问题是这个"命"是怎么测出来的？这种流派运用的方法就是推算生辰八字，也就是完全按照出生的时间来判断一个人的命运，这是错误的做法。因为一个人的命运不纯粹是由出生时间决定的。

按照阴阳五行学说"天人合一"的思想，人的命运与天、地、人三者皆有联系，出生时间（生辰八字）固然是必要因素，出生方位也很重要，地理环境、风土人情都会影响到人的成长；而人本身的体质、气质、性格，才是决定一个人健康和命运的最重要因素。怎样确定一个人的人格个性要从天、地、人三个方面来判断，缺一不可。

风水既要顺天也要应人，如果只抓住生辰八字做文章，以一个点涵盖全部，是夸大，是过度运用。

其实，古代风水学派很多，各派说法不一，不少艰涩难懂、语多荒谬，天长地久已被渐渐淘汰，乏有人问津。现在对它进行客观研究，吸取其精华，抛弃其糟粕，是非常有必要的。对广大老百姓来说，作为一种曾经存在过的古代文化现象去加以了解，未尝不可。但市场上有些风水书，鱼龙混杂，甚至夸大其词，加以炒作，越搞越神乎，结果陷入迷信的泥潭。

二、人是最重要的风水因素

总之，要在"阴阳互补""天人合一""整体和谐""五行平衡"的大"道"之下，灵活运用各种"术"——方法。要理解不要瞎猜，要变通不要机械。尤其是在选择居住场所、环境摆设时，要清醒地认识到人才是最重要的决定因素，要依据个人的体质来选择环境风水。比如：一个人性格外向、性急好斗、面色红润，怕热易渴，喜冷饮，口燥咽干、手足心热，阴液亏少，多属阳亢阴虚体质，五行属火。这样的人如果住在阳光直射、炎热干燥的方位，屋里又有一大堆色彩浓艳、炫目刺激的摆设，墙纸或窗帘布又是红红黄黄、热情如火的色调，则颇有诱发或加重心脑血管疾病之虞。

怕冷畏寒、面色苍白、手足不温、喜热饮食、精神不振、肌肉松软不实、冬天爱长冻疮的人，多属阳虚体质，五行属水。这样的人不适合住在阴强阳弱的北面，房间内色彩不宜用冷色调、不宜摆放过多深色尤其是黑色的物品。

当然，人的体质错综复杂且时刻运动变化着，所以阴阳五行的归类不是僵化不变的。这就更加提醒我们：在"天人合一"的思想中，人的因素是多么重要。灵活变通、合理运用风水学理论，对居住场所进行正确布局，的确有利于居住者的身心健康；但生搬硬套、过分夸大风水布局，无视人的体质、性格和后天努力，把生老病死、吉凶祸福都归结到房屋上，是有害而无利的。

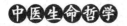

修五心能长寿①

《黄帝内经》记载了大量关于养心调神的内容，简要归纳就是五个内容：第一，心态平和；第二，心情快乐；第三，心地善良；第四，心胸开阔；第五，心灵纯净。

一、心态平和

也就是清净、少欲。《黄帝内经》云："恬惔虚无，真气从之；精神内守，病安从来？"这实际上是治疗现代人心灵疾病的一个良方。《黄帝内经》还说："清静则肉腠闭拒，虽有大风苛毒，弗之能害。"即一个人只要心态清静了，什么样的疾病、外邪都侵入不了我们的身体。具体方法而言，就是"志闲而少欲，心安而不惧"。心态要"闲"。"闲"字是"门"里一个"木"字，只要用木头把门闩住，这样欲望、诱惑就被挡在门外了。

二、心情快乐

即《黄帝内经》里说的"适嗜欲于世俗之间，无恚嗔之心""以恬愉为务，以自得为功"。要将嗜好调适，以和世俗一样，适应世俗习惯，并且没有恼怒和愤恨的不良情绪。一切以恬愉、自得为要务。恬愉就是一种快乐、悠闲、自足的心态，并始终保持这种心态。《黄帝内经》还说："美其食，任其

---

① 原载于《中国中医药报》2014 年 9 月 3 日第 6 版。

服，乐其俗。""任其服"就是穿的衣服不在于质量好坏、价钱高低，你只要觉得它好，觉得它合身，它对于你来说就是一件好衣服。可见快乐或者幸福，实际上是一种感觉。当你心里觉得快乐了，你就可以变得快乐，这就叫作"境由心生"。

三、心地善良

即《黄帝内经》里说的"德全不危"。德全就没有危难。《黄帝内经》说："天之在我者，德也；地之在我者，气也；德流气薄而生者也。"德是一种与生俱来的天然本性，发展并使自己始终符合这种天性就叫有德。这个"德"又叫"天真"，是保持一颗淳朴、天真的心，即"淳德全道，和于阴阳，调于四时，去世离俗，积精全神"。

四、心胸开阔

如果用《黄帝内经》的话说，就是："游行天地之间，视听八达之外。"要把眼光放宽，把听力放大，要四通八达。实际上是胸怀要开阔，不要计较于眼前利益，不要局限于自我或者说一个目标。要达到心胸开阔，首先就是要能忍让、能宽容。有一副对联说："让三分风平浪静，退一步海阔天空。"还有一副对联说："能受苦方为志士，肯吃亏不是痴人。"一个心胸开阔的人，不会为小事斤斤计较，不会为私利蝇营狗苟而烦恼。

五、心灵纯净

此是结合了儒、道、佛三家智慧的提法，也就是《黄帝内经》说的"恬惔虚无"的深层内涵。当今社会，过多地关注物质生活，俗务缠身、追名逐利是一种时代病。由于心灵被羁绊，所以忙乱、烦恼、焦虑、孤独、忧闷。

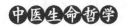

《黄帝内经》说的"恬惔虚无"实际上分两个层次,"虚无"就是其中更高的层次——心灵纯净,没有杂质。这与孔子的"仁爱"、老子的"虚无"、释迦牟尼的"虚空"是一致的。心灵纯净,不仅是健康、快乐、智慧的源头,更是人生最美妙、最高明的境界。